NEW HA
3 5000

D0861970

LA DIETA
SEGÚN TU GRUPO SANGUÍNEO

ANITA HESSMANN-KOSARIS

LA DIETA
SEGÚN TU GRUPO SANGUÍNEO

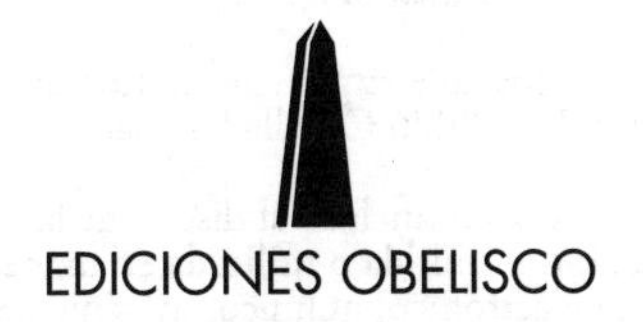

EDICIONES OBELISCO

Si este libro le ha interesado y desea que le mantengamos informado de nuestras publicaciones, escríbanos indicándonos qué temas son de su interés (Astrología, Autoayuda, Ciencias Ocultas, Artes Marciales, Naturismo, Espiritualidad, Tradición...) y gustosamente le complaceremos.

Puede consultar nuestro catálogo en www.edicionesobelisco.com

Los editores no han comprobado ni la eficacia ni el resultado de las recetas, productos, fórmulas técnicas, ejercicios o similares contenidos en este libro. No asumen, por lo tanto, responsabilidad alguna en cuanto a su utilización ni realizan asesoramiento al respecto.

Colección Obelisco Salud
LA DIETA SEGÚN TU GRUPO SANGUÍNEO
Anita Hessman-Kosaris

1ª edición: junio de 2002
5ª edición: enero de 2005

Título original: *Die Blutgruppen-Diät*

Traducción: *Lidia Álvarez*
Maquetación: *Antonia García*
Diseño de portada: *Michael Newman*

1ª edición en Alemania, 1998 por Mosaik Verlag,
D-65527 Niedernhausen Ts.,
parte de Verlagsgruppe Random House GmbH.

Edita: Ediciones Obelisco S.L.
Pere IV, 78 (Edif. Pedro IV) 3ª planta 5ª puerta.
08005 Barcelona-España
Tel. 93 309 85 25 - Fax 93 309 85 23
Castillo, 540 -1414 Buenos Aires (Argentina)
Tel. y Fax 541 14 771 43 82
E-mail: obelisco@edicionesobelisco.com

ISBN: 84-7720-952-9
Depósito Legal: B-4.091-2005

Printed in Spain

Impreso en España en los talleres gráficos de Romanyá/Valls S.A.
Verdaguer, 1 – 08076 Capellades (Barcelona)

Introducción

Notas preliminares

¿Qué tiene que ver mi grupo sanguíneo con la alimentación? ¿Cómo puedo deshacerme de una vez por todas de los quilos que me sobran? ¿Cómo es que el tipo de sangre desempeña un papel tan importante? Así o de manera parecida reacciona la mayoría de las personas que quieren adelgazar cuando oyen hablar por primera vez de que existe una relación entre el grupo sanguíneo y los michelines.

Quién les va a reprochar que muevan la cabeza con incredulidad. Después de todo, han emprendido ya tantas curas de adelgazamiento... Saben contar calorías con una maestría asombrosa. Y han aprendido a seguir por su cuenta y sin esfuerzo los programas de nutrición más complicados: todo para constatar decepcionados (incluso después de probar la «dieta superrelámpago» definitiva) que los buenos resultados vuelven a disolverse en grasa. La idea de que en todo este asunto el tipo de sangre respectivo juega un papel importante porque, simplificando, es el responsable de cómo el cuerpo asimila y aprovecha los alimentos, les parece verdaderamente absurda.

Los dietistas lo ven de una manera radicalmente distinta. En Medicina se sabe desde hace tiempo que determinadas enfermedades afectan con más frecuencia a las personas que pertenecen a uno u otro grupo sanguíneo. El descubrimiento revolucionario de que la alimentación también está interrelacionada con el tipo de sangre es reciente y se debe a médicos estadounidenses. Las personas con el grupo sanguíneo O, que en la historia de la evolución provienen de cazadores y recolectores, necesitan carne para sentirse bien. Quienes pertenecen al grupo sanguíneo A tienen predisposición a asumir una dieta casi vegetariana. Las personas del grupo sanguíneo B toleran sobre todo los huevos y los productos lácteos. Y los que se cuentan en el grupo AB pueden comer muchas cosas del surtido de alimentos, aunque no todas...

En este libro averiguarás cómo se llegó a ese conocimiento sensacional y, sobre todo, qué consecuencias concretas tiene para regular el peso y para nuestra alimentación diaria.

Te presentamos una forma de «alimentación selectiva» completamente nueva y sorprendentemente fácil, en la que la nutrición está en completa sintonía con la individualidad originaria. Así, pues, no se trata de una de las dietas al uso, iguales para todos y en las que no se tiene en cuenta que una forma de alimentación no puede ser la mejor para todo el mundo. Después de todo, somos demasiado únicos para que así sea. Igual que nos diferenciamos en la complexión y el color del cabello, en la edad y el sexo, en el origen y la nacionalidad, también es distinto el modo en que nuestro cuerpo asimila y aprovecha los alimentos. Y la facilidad con la que aumenta de peso o pierde esos quilos de más. Por lo tanto, para mantenernos sanos y fuertes, necesitamos una alimentación que también tenga en cuenta nuestra «individualidad bioquímica».

Es más sencillo de lo que quizá parece a simple vista. A diferencia de la dieta de alimentos compatibles clásica (desarrollada por el médico estadounidense Howard Hay a finales del siglo XIX), en la dieta de los grupos sanguíneos los alimentos no se dividen por sus efectos acidificantes o alcalinos. Sólo tienes que seleccionar del surtido los productos que, según han comprobado los científicos, son beneficiosos para las personas que tienen tu tipo de sangre. El plus especial de la dieta de los grupos sanguíneos es que, a pesar de su sencillez pasmosa, no es en absoluto monótona. Es más, incluye todas las sustancias nutritivas imprescindibles para el bienestar físico y anímico.

Con la dieta de los grupos sanguíneos, no sólo tu peso vuelve automáticamente a su equilibrio. De la correcta combinación bioquímica de los alimentos también sacan provecho las personas alérgicas, puesto que las reacciones inmunológicas desmesuradas se evitan con esta alimentación selectiva. Pero, con esta nutrición, conseguirás ante todo aliviar los órganos digestivos y prevenir enfermedades metabólicas.

En este libro conocerás los grupos de alimentos más importantes y convenientes para cada uno de los cuatro grupos sanguíneos, O, A, B, AB. Y te ofrecemos muchas sugerencias, propuestas e indicaciones, por ejemplo, sobre la mejor manera de modificar tus platos para que también gusten y aprovechen a personas de otros grupos sanguíneos. Te sorprenderá lo sencillo que es entrar en este programa alimenticio nuevo y sensacional. A veces, seguir la dieta de los grupos sanguíneos sólo requiere corregir ligeramente los hábitos alimenticios para conseguir, por fin y de forma duradera, el peso ideal, la salud y la vitalidad.

Que tengas éxito y... ¡buen provecho!

···· CAPÍTULO 1 ····

¿EN QUÉ CONSISTE LA DIETA DE LOS GRUPOS SANGUÍNEOS?

Acabar de una vez por todas con las dietas iguales para todos

Adelgazar más sano con menos grasa - Come más hidratos de carbono, así te pondrás en forma y estarás de buen humor - La albúmina impulsa el consumo de energía - Demasiada albúmina sobrecarga los riñones - Comer poco muchas veces es mejor que comer mucho tres veces - No piques entre horas, así los jugos gástricos reposarán - Los vegetarianos viven más tiempo - Sólo los que comen carne reciben suficiente vitamina B12 - Estar delgados, sanos y fuertes con frutas y verduras frescas - Demasiados alimentos crudos sobrecargan el metabolismo...

¿Te aclaras con todo esto? Hay tantas teorías alimenticias desconcertantes y contradictorias... Y, sin embargo, los seguidores de cada una de ellas creen con firmeza que única y exclusivamente su forma de alimentación puede guiar a toda la humanidad. Gordos y delgados, jóvenes y viejos, gente sana y enferma: los gurús de las dietas meten a todo el mundo en un mismo saco. Con la consecuencia de que, antes o después, son muchos los que pierden el apetito y más de uno se come el yogur con desgana, porque le sigue apeteciendo un bistec jugoso o un trozo de pollo crujiente. O se presenta la mala conciencia cuando uno se excede alguna vez y se desvía de unas normas alimenticias aceptables en apariencia. Por no hablar de cuando el estómago se rebela un día porque está harto de atracarse siempre con la comida equivocada.

···En busca de un programa alimenticio individual

¿Cómo podemos ganar la lucha contra los quilos de más manteniéndonos a la vez sanos y fuertes? Esto sólo funciona con una alimentación que nos guste y nos siente bien porque sea capaz de adaptarse por completo a nuestras necesidades personales. Y, sobre todo, porque tenga en cuenta nuestras características bioquímicas individuales, es decir, el modo en que nuestro cuerpo asimila y aprovecha los alimentos.

> ***'Todas las curas de adelgazamiento poseen un inconveniente: no tienen en cuenta las necesidades nutritivas individuales'***

En las demás dietas –ya sean de cereales ricos en hidratos de carbono o se trate de monodietas ricas en albúminas o programas de nutrición refinados– se prescinde de que cada uno de nosotros es único. Del mismo modo que ninguna huella digital es igual a otra, las necesidades alimenticias individuales tampoco coinciden. Y se sabe que dependen de diversos factores, como pueden ser los hereditarios, por ejemplo cuando se trata de fijar la cantidad de determinadas sustancias que nuestro organismo necesita para funcionar sin contratiempos. El hecho de que en dietética no se pueda medir todo por el mismo rasero lo demuestra un ejemplo simple: más de dos tercios de la humanidad no han sigo agraciados por la naturaleza con una enzima que ayuda a los jugos digestivos a descomponer químicamente la lactosa.

Hay quien afirma que «la leche despeja»: tan sólo un sueño para ciertas personas a causa de su metabolismo.

El hecho de que con un mismo tipo de alimentación, por ejemplo para adelgazar, alcancemos resultados totalmente diferentes que nuestros semejantes no es de extrañar, puesto que cada uno tiene su propia química física. Esto también explica por qué muchas de las presuntas curas milagrosas están abocadas de antemano al fracaso.

Los médicos saben desde hace tiempo que no todos los pacientes reaccionan igual a una alimentación supuestamente sana. Esta constatación ha conducido, entre otras cosas, a que actualmente los médicos no aconsejen un régimen insípido a todos los pacientes que sufren molestias estomacales. Resumiendo: cuando se sigue la fórmula de «lo que me sienta bien a mí, también te sienta bien a ti», el éxito de los programas de alimentación es pura cuestión de suerte.

> ***La dieta de los grupos sanguíneos no es una dieta reduccionista que apenas permita comer nada***

Los grupos sanguíneos: ¿la clave del peso ideal?

Distintas personas necesitan distintos alimentos. Lo que hasta ahora faltaba para trasladar este conocimiento a estrategias vitales sistemáticas era un código que nos ayudara a descifrar las necesidades alimenticias individuales de cada organismo.

Desde que se produjo el sensacional descubrimiento de que el grupo sanguíneo y la alimentación están relacionados, algo ha cambiado de forma radical. El grupo sanguíneo es la clave, tal como formuló el famoso médico y naturópata estadounidense Peter D'Adamo: «Lo que abre la puerta al mundo

> ***La dieta de los grupos sanguíneos no es una monodieta incompleta que te escatime nutrientes***

secreto de la salud, la enfermedad, la longevidad, la vitalidad física y la fortaleza emocional».

¿Cómo puede ser que el grupo sanguíneo tenga tanto que ver con nuestra alimentación y nuestra forma de vida? Quizás en este punto mostrarás escepticismo. El grupo sanguíneo, ese factor sin vida, ¿es la clave de nuestro peso ideal, de la salud y el bienestar? ¿No se ha ido a buscar un poco lejos?

Sólo lo parece a simple vista. Si se sigue la argumentación del Dr. D'Adamo, es fácil perfilar la importancia que este interesante factor tiene en toda nuestra vida.

Dos médicos sobre la pista correcta

El Dr. D'Adamo afirma que «cada grupo sanguíneo contiene el mensaje genético de la forma de alimentación y comportamiento de nuestros ancestros; muchos de sus atributos nos han venido influyendo hasta hoy».

Para averiguar por qué nuestro sistema inmunológico y digestivo sigue prefiriendo aún hoy ciertos productos alimenticios con los que se ya alimentaban nuestros antepasados del mismo tipo sanguíneo, debemos realizar una laboriosa investigación genealógica. A partir de la historia de la evolución del hombre se puede deducir cómo en las distintas fases decisivas del desarrollo surgieron los respectivos grupos sanguíneos, que siguen presentando las mismas características que en aquellos tiempos.

Especialmente llamativo es el hecho de que los distintos grupos sanguíneos se suelen diferenciar con respecto a la digestión y a las defensas endógenas.

Este descubrimiento se remonta en parte a los t
lizados por el padre del Dr. D'Adamo. En la décad
James D'Adamo ya había verificado que una dieta
vegetariana y pobre en grasas no aliviaba los trastorno
nos pacientes, sino que aun empeoraba su estado de salud general. El médico estaba convencido de que la solución al enigma tenía que estar en la sangre, puesto que es la que abastece de alimento al organismo. Empezó a buscar una especie de «cianotipo» con el que se pudieran determinar las necesidades alimenticias individuales. Durante años, este médico de formación naturalista registró cómo los pacientes con distintos grupos sanguíneos digerían determinados alimentos. Así, poco a poco fue comprobando que la comida rica en albúmina, sustancia que contiene la carne, no era la ideal para las personas del grupo sanguíneo A. En cambio, la albúmina vegetal, que se encuentra en abundancia en la soja y el tofu, les sentaba muy bien. El consumo de productos lácteos les provocaba un aumento de mucosidades en los senos nasales y en las vías respiratorias. Después de alguna actividad física, enseguida quedaban extenuados. En cambio, con ejercicios suaves como el yoga se sentían frescos y llenos de energía.

Los pacientes del grupo sanguíneo O demostraron ser consumidores de carne en toda regla. La albúmina animal parecía ser precisamente la adecuada para ellos. Se sentían fortalecidos cuando realizaban actividades físicas intensas como el *footing*.

' *El yoga relaja, procura energía y bienestar* '

En 1980, James D'Adamo publicó sus conocimientos y algunos consejos para una buena alimentación en el libro *One Man's Food*. Dos años después, su teoría de los grupos sanguíneos, basada sobre todo en observaciones subjetivas, fue trasladada al banco de pruebas científico por su hijo Peter.

··· Un conocimiento revolucionario y sus consecuencias

Peter D'Adamo, nacido en 1956, aún no había acabado los estudios cuando comenzó a rebuscar en la literatura técnica médica para tratar de aclarar la conexión entre determinados cuadros clínicos y la pertenencia a un grupo sanguíneo. Lo que encontró fue definido por él mismo como un conocimiento revolucionario. Descubrió que las personas del grupo sanguíneo O eran más propensas a sufrir unos trastornos estomacales conocidos en medicina como úlceras pépticas. Se trata de llagas que aparecen en el estómago por la acción de los jugos digestivos. (Gracias a recientes estudios microbiológicos y moleculares-biológicos, se sabe que la bacteria *Helicobacter pylori* anida con más frecuencia en la mucosa del estómago de las personas con el grupo sanguíneo O. Este agente patógeno, conocido desde principios de la década de 1980, está considerado el responsable de las inflamaciones de la mucosa gástrica y del cáncer de estómago.) D'Adamo descubrió que, en cambio, el grupo sanguíneo A tiene tendencia a un tipo de cáncer de estómago que va acompañado de una producción reducida de jugos gástricos. Parece ser que las personas del grupo sanguíneo A también son las más afectadas por la anemia. El trastorno metabólico de la mucosa del estómago les impide, por ejemplo, asimilar la vitamina B12, sin la cual los glóbulos rojos no pueden desarrollarse. Este asombroso descubrimiento confirmó en algún sentido lo que el padre de Peter D'Adamo ya había averiguado: que los pacientes con grupo sanguíneo O asimilan bien los alimentos para cuya digestión deben producirse ácidos gástricos en abundan-

> ***'La dieta de los grupos sanguíneos no es una superdieta de albúmina con la que a la larga se pierda el apetito'***

cia. En vista de ello, el Dr. D'Adamo hijo comenzó a ocuparse intensamente de las relaciones existentes entre la pertenencia a un grupo sanguíneo y la forma de vida y de alimentación, la salud y la enfermedad.

··· Una nueva forma de nutrición probada con éxito en los EEUU

Actualmente, el Dr. Peter D'Adamo es uno de los médicos naturistas más conocidos de los EEUU. Junto a sus colegas, ha examinado a miles de pacientes para saber cómo asimilaban determinados alimentos y ha relacionado los resultados con el grupo sanguíneo.

Las conclusiones se pueden resumir así:

- GRUPO SANGUÍNEO O: Para las personas con el grupo sanguíneo O, la carne es claramente una comida acertada. Tienen que sacar el máximo de energía de la albúmina animal. Deberían evitar el trigo, puesto que no digieren bien el gluten (sustancia albuminoidea insoluble) que contiene.
- GRUPO SANGUÍNEO A: Las personas con el grupo sanguíneo A deberían utilizar como fuente de energía la albúmina vegetal en vez de la carne y evitar los productos lácteos, ya que les provocan secreción de mucosidades.
- GRUPO SANGUÍNEO B: Las personas con el grupo sanguíneo B son omnívoros equilibrados, que asimilan igual de bien la carne que los productos lácteos, la verdura y los cereales.

> ***Sin problemas: con la dieta de los grupos sanguíneos, tu capacidad de resistencia no tiene que someterse a una dura prueba***

- GRUPO SANGUÍNEO AB: Las personas con este grupo sanguíneo tienen un conducto digestivo sensible y deberían dar prioridad a una nutrición mixta equilibrada.

En base a investigaciones realizadas durante años y a las experiencias prácticas, los médicos han desarrollado un programa de nutrición en perfecta sintonía con las particularidades genéticas, inmunológicas y bioquímicas de los grupos sanguíneos O, A, B y AB.

Para seguir una alimentación sana, variada y apetitosa, sólo tienes que tener presente las características y las propiedades típicas de tu grupo sanguíneo. Considera el grupo sanguíneo como si fuera un compás que te muestra el camino en la dirección correcta.

Si cada día comes siguiendo la dieta de los grupos sanguíneos, pronto comprobarás que te encuentras mejor, que estás en forma y fuerte... y que tu peso se normaliza de manera lenta, pero segura.

Cómo se formaron nuestros grupos sanguíneos: del cazador primitivo al omnívoro

Al examinar de cerca cómo han evolucionado los grupos sanguíneos a lo largo de la historia de la humanidad, llama la atención el hecho de que los distintos tipos de sangre se diferencian con claridad sobre todo por lo que concierne a la digestión y a las defensas inmunológicas. Y esto por una sencilla razón: desde los tiempos prehistóricos, el hombre ha tenido que adaptarse a las condiciones de una existencia migratoria para sobrevivir. Tuvo que luchar contra el hielo y el frío, soportar dramáticos cambios climáticos, defenderse de los ataques de las fieras salvajes, superar enfermedades, asociarse con otros hombres y, ante todo, buscar alimentos. En el transcurso de la historia de la Tierra, esto condujo a que las cualidades físicas, psíquicas y sociales del hombre se transformaran radicalmente. El sistema inmunológico y el sistema digestivo también tuvieron que acomodarse a las nuevas condiciones para poder competir en la lucha a vida o muerte cotidiana.

··· Grupo sanguíneo O: consumidores de carne

Este grupo sanguíneo es el más antiguo. Se desarrolló hacia el año 40.000 a.C. En aquella época existía el hombre de Cromagnon (llamado así por el lugar del hallazgo, en la Dordogne, en el sur de Francia), que ya era muy parecido a nosotros. Probablemente vivió en lo que actualmente es la India. Su congénere más antiguo, el Neanderthal, vivía en tundras y bosques a finales del período glacial. No se sabe con exactitud por qué su rastro se pierde en el territorio europeo hacia el año 30.000 a.C. Se supone que no pudo hacer frente a la lucha por la supervivencia. Los hombres de Cromagnon eran cazadores más hábiles y astutos que podían elaborar y utilizar múltiples herramientas y armas (jabalinas, lanzas, mazas). Puesto que se alimentaban de carne, la albúmina animal era su principal fuente de energía. En esa época se formaron los rasgos esenciales del sistema digestivo del grupo sanguíneo B.

> ***'Los hombres de Cromagnon vivían en cuevas y se alimentaban principalmente de carne'***

Los hombres de Cromagnon se multiplicaron de un modo vertiginoso y, como consecuencia, se inició una lucha por los territorios de caza. Las presas ya no bastaban para alimentarlos a todos.

En busca de nuevas zonas de caza, migraron a Europa hacia el año 20.000 a.C. y se extendieron por todo el continente. Probablemente, sus hábitos alimenticios se modificaron entonces, después de haber reducido tanto las reservas de animales que ya no podían alimentarse sólo de la caza. Obligados por la necesidad, comenzaron a comer todo lo que podían digerir: frutos, insectos, nueces, raíces, animales pequeños y, en las regiones costeras, también peces.

Actualmente, el «grupo sanguíneo de los consumidores de carne» es el más frecuente en todo el mundo. En Europa, entre un 38 % y un 40 % de la población tiene la sangre del tipo O. Estas personas poseen, en virtud de su dotación genética, un sistema inmunológico fuerte y resistente, así como una marcada voluntad de supervivencia.

··· Grupo sanguíneo A: los vegetarianos

Apareció como segundo grupo sanguíneo en el Neolítico (25.000–15.000 a.C.), probablemente en Asia o en Oriente Medio. Los hombres se habían hecho sedentarios y vivían en pequeñas comunidades agrícolas. Podían autoabastecerse, puesto que habían aprendido a cultivar cereales y a criar ganado. El consumo de carne disminuyó drásticamente en beneficio de los alimentos vegetales. Este cambio radical en las condiciones ambientales y en la alimentación repercutió sobre todo en el conducto digestivo y en el sistema inmunológico. El sencillo sistema digestivo de los cazadores y recolectores tuvo que adaptarse a la nueva nutrición preferentemente vegetariana de los pueblos del Neolítico para poder asimilarla de forma adecuada. Además, teniendo en cuenta la densidad de población en la zona, estos agricultores debían ser especialmente resistentes a las infecciones para sobrevivir. Los genes del grupo sanguíneo

A llegaron finalmente a Europa pasando por Asia y Oriente Próximo. Su aparato digestivo fue perdiendo paulatinamente la capacidad de asimilar la carne.

El grupo sanguíneo A es el más extendido en Europa Occidental. Entre un 43 y un 45 % de la población tiene ese grupo sanguíneo. Sus características principal, heredadas de sus antecesores, son la buena tolerancia sobre todo de los alimentos vegetales y su marcado sentido de la comunidad.

··· Grupo sanguíneo B: los (casi) omnívoros

Se formó entre los años 15.000 y 10.000 a.C. en las montañas del Himalaya occidental. La población se había trasladado desde África hasta Europa, Asia y todo el continente americano. En esa época, el grupo sanguíneo B era típico, por ejemplo, en personas que vivían en el sudeste asiático y en las estepas de Euroasia. Obtenían el alimento de la cría de rebaños de animales, y los productos lácteos y agrarios desempeñaban un papel importante. En general, el grupo sanguíneo B se ha relacionado con las culturas que consumían las mayores cantidades de productos lácteos fermentados.

Cuando los mongoles se adentraron en Asia, se formaron dos grupos separados con el tipo de sangre B. Un grupo sedentario se instaló en el sur y en el este del continente y se dedicó principalmente a la agricultura. Un grupo nómada y guerrero avanzó hasta el este de Europa.

Las consecuencias aún se pueden observar en la actualidad: comparados con sus vecinos occidentales, sorprende que en algunos países centroeuropeos (Alemania y Austria) una de cada diez personas pertenezca al grupo sanguíneo B. Quienes tienen este grupo sanguíneo han heredado de sus ancestros una excelente capacidad de adaptación a las distintas condiciones de vida.

· · · Grupo sanguíneo AB: los modernos consumidores mixtos

El grupo sanguíneo AB es el más reciente de todos y, además, el menos frecuente. Apenas un 5 % de la población mundial posee este tipo de sangre, que tiene entre 1.000 y 2.000 años de antigüedad. Es el resultado de la mezcla de tribus con los grupos sanguíneos A y B, por ejemplo, de caucásicos con el grupo sanguíneo A y mongoles con el grupo sanguíneo B.

El sistema inmunológico de las personas con el grupo sanguíneo AB ostenta características peculiares. Es capaz de formar anticuerpos especiales contra agentes patógenos bacterianos, de manera que las alergias y ciertas enfermedades autoinmunológicas apenas les afectan. En cambio, los científicos han averiguado que tienen una mayor propensión hacia determinadas enfermedades cancerígenas. Su conducto digestivo también es muy sensible. El estadounidense D'Adamo, investigador de los grupos sanguíneos, considera que las personas con este grupo sanguíneo son los «delicados descendientes directos de una unión singular entre el hombre tolerante con el grupo sanguíneo A y el del tipo B, antes bárbaro pero sensato». Puesto que estas personas de los tiempos modernos reúnen las cualidades de los grupos A y B, les conviene sobre todo una dieta mixta equilibrada.

Determinados alimentos agreden la sangre

Evidentemente, la reconstrucción de cómo surgieron nuestros grupos sanguíneos es tan sólo una pequeña pieza que encaja en el puzzle. Nos ayuda a hacernos una idea sobre qué alimentos digerimos mejor según nuestro grupo sanguíneo porque el or-

El factor Rhesus

El factor Rhesus o Rh de la sangre (el 85 % de la población mundial tiene el Rh positivo y sólo un 15 % Rh negativo) no afecta a la selección correcta de alimentos. Según el Dr. D'Adamo, el Rh no desempeña ningún papel importante en la dieta de los grupos sanguíneos porque el 90 % de todos los factores que determinan el grupo sanguíneo está asociado a los grupos sanguíneos primarios, es decir, O, A, B o AB. No obstante, el factor Rhesus es extremadamente importante cuando se trata de preparar una profilaxis en una madre y el recién nacido o de realizar pruebas de paternidad.

ganismo se ha adaptado a ellos durante un tiempo increíblemente largo.

Los especialistas en nutrición y los investigadores de los grupos sanguíneos también han analizado reacciones bioquímicas en estudios que han durado años para averiguar por qué una misma alimentación no sienta igual a personas con distintos tipos de sangre. Y llegaron a un resultado asombroso: los responsables son determinadas sustancias proteicas que se encuentran en los alimentos y que tienen un parecido sorprendente con las sustancias inmunológicas específicas de los grupos sanguíneos. Esto significa que, en cuanto consumimos un producto que no se corresponde con nuestro grupo sanguíneo, las defensas endógenas están listas para arremeter contra los intrusos.

Qué ocurre cuando la sangre produce anticuerpos

Actualmente sabemos por qué los distintos tipos de sangre no son intercambiables. Dado que los grupos sanguíneos forman anticuerpos (proteínas séricas) contra los demás grupos san-

> ***Cuantas más características del donante y del receptor de sangre coincidan, menos complicaciones habrá que temer en una transfusión sanguínea***

guíneos, el organismo sólo acepta transfusiones de sangre si el grupo sanguíneo del receptor y el del donante son compatibles. En caso contrario, se puede producir una reacción de incompatibilidad (en determinadas circunstancias mortal).

Sólo la sangre del grupo «universal» O sirve para hacer transfusiones a personas de todos los demás grupos sanguíneos en caso de necesidad. Pero los que tienen el grupo sanguíneo O únicamente pueden recibir sangre del grupo O. En cambio, las personas con el grupo sanguíneo AB son «receptoras» de sangre de todos los demás grupos. No obstante, actualmente las transfusiones suelen realizarse sólo con sangre de un mismo grupo sanguíneo.

··· Cada grupo sanguíneo tiene sus propias tropas de defensa

> ***Los antígenos son sustancias que pueden desencadenar la formación de anticuerpos especiales en la sangre***

Las características inalterables que recibimos de herencia con el grupo sanguíneo se encuentran sobre todo en las membranas de los glóbulos rojos (eritrocitos). El sistema de defensa endógeno utiliza esta configuración química (antígenos) para reconocer intrusos y formar sustancias inmunológicas especiales, los llamados anticuerpos. Estas sustancias pueden adherirse a los antígenos extraños, marcarlos y, finalmente, destruirlos. Pero los anticuerpos de la sangre también pueden inutilizar a los intrusos (bacterias, virus, parásitos o células) adhiriéndose a ellos de un modo que hace que se aglutinen y, con ello, queden incapacitados para actuar. Puesto que los grupos sanguíneos también forman anticuerpos contra otros grupos sanguíneos, un encuentro de distintos grupos sanguíneos también puede provocar este tipo de reacción defensiva.

> ***'Los anticuerpos de los grupos sanguíneos son las sustancias defensivas de la sangre. Arremeten contra las proteínas extrañas'***

Sin embargo, los anticuerpos de la sangre presentan una peculiaridad: mientras que el sistema inmunológico no suele formar anticuerpos hasta que son necesarios para la defensa (por infecciones o vacunaciones), los anticuerpos de la sangre están presentes prácticamente desde la cuna. Sólo pasan unos cuatro meses hasta que su número ha alcanzado casi los efectivos completos.

··· Para qué sirven las lectinas albúminas

El hecho de que los grupos sanguíneos producen anticuerpos contra los demás grupos sanguíneos se supo hace tan sólo unos cien años. Desde entonces, los científicos han hecho una observación muy importante que les permite probar que la alimentación y los grupos sanguíneos están relacionados: los alimentos contienen ciertas sustancias que también pueden aglutinar las células de determinados tipos de sangre y, con ello, provocar una especie de reacción de rechazo.

Según los investigadores, las lectinas serían las responsables. Éstas sustancias son proteínas que, por naturaleza, tienen el deber de aglutinarse con otros organismos. Son algo así como sustancias superadhesivas naturales, utilizadas por los anticuerpos endógenos, pero también por las bacterias, los virus o los parásitos, para «colgarse» de otros organismos vivos. Por lo tanto, las lectinas producen efectos en dos sentidos: nos son útiles, por ejemplo, en los conductos biliares y en el contorno del hígado, donde ayudan a detener a los agentes patógenos. Nos perjudican cuando, por ejemplo, las movilizan virus o bacterias para actuar contra un grupo sanguíneo determinado.

Pero, a nosotros, nos interesan sobre todo las lectinas que se introducen en el cuerpo con los alimentos y que no se avienen con el tipo sanguíneo.

Las características de los grupos sanguíneos

El nombre de los grupos sanguíneos se refiere a los antígenos: los glóbulos rojos del grupo sanguíneo A poseen antígenos A; en el tipo de sangre B están presentes los antígenos B y, en el tipo AB, los antígenos A y B. El grupo O no presenta ningún antígeno. Por eso, en caso de necesidad, este tipo de sangre puede servir para realizar transfusiones a personas con otros grupos sanguíneos.

El tipo A contiene anticuerpos B y, por el contrario, la sangre del tipo B presenta anticuerpos A. El tipo O tiene anticuerpos A y B, mientras que el grupo sanguíneo AB no posee anticuerpos.

Las lectinas ayudan a diagnosticar enfermedades

Determinadas lectinas contenidas en los alimentos estimulan a los glóbulos rojos a multiplicarse. Se cuelgan como una cadena de una célula y así obligan, por ejemplo, a los linfocitos del sistema inmunológico a dividirse. La cualidad estimuladora del sistema inmunológico del Pokeweed (lectina de la planta *Phytolacca* americana) se utiliza en Medicina desde hace tiempo como recurso para el diagnóstico de enfermedades inmunológicas y para la investigación.

Cuando estas proteínas penetran en la circulación sanguínea, comienzan a trabajar con vehemencia. Se centran en un órgano o en todo un sistema de órganos, como los riñones, el hígado, el cerebro o el estómago, donde aglutinan las células de la sangre y las destruyen, igual que si hubiera que reducir a un intruso. Dado que las mismas lectinas respetan las células de otros grupos sanguíneos, los expertos deducen que un mismo alimento es útil para las células de un determinado grupo sanguíneo y, en cambio, perjudica a las células de otro tipo sanguíneo. La aglutinación provoca, entre otras cosas, que la asimilación de alimentos no funcione correctamente. Las consecuencias visibles de un metabolismo alterado son, por ejemplo, la acumulación de grasas y de agua (edemas). Y éstas tan sólo son consecuencias más bien inocuas. La mucosa intestinal, las enfermedades hepáticas o las disfunciones renales también pueden apuntarse en la cuenta de las lectinas.

··· Típico de las lectinas: amargan la leche al grupo sanguíneo A

Un ejemplo clásico de cómo las lectinas de los comestibles se convierten en una señal de aviso para los antígenos de los grupos sanguíneos es la leche, que tiene cualidades similares al tipo de sangre B. Si la bebe una persona con el grupo sanguíneo A, inmediatamente se produce la aglutinación, ya que el organismo intenta eliminarla así: un caso clásico de intolerancia de alimentos. Las lectinas que contiene la leche podrían atravesar el estómago ilesas, puesto que los ácidos gástricos no pueden hacerle nada a esa sustancia superadhesiva. Se supone que estas lectinas penetran directamente en la circulación de la sangre a través de la mucosa del estómago y del intestino o con los componentes de la leche que se digieren y, desde allí, se establecen en alguna parte del cuerpo.

··· Una cantidad diminuta puede ocasionar graves daños

Hablando con rigor, la mayoría de los daños los provoca sólo una parte de las lectinas. Pero una cantidad diminuta es suficiente para aglutinar un enorme número de células cuando se trata de lectinas que han puesto sus miras en un determinado grupo sanguíneo. Esto está probablemente relacionado con el hecho de que una molécula de lectina es capaz de unir de inmediato varios glóbulos entre sí.

Las pruebas de orina muestran qué alimentos le sientan mal al cuerpo

Para localizar la intolerancia a determinados productos alimenticios, los médicos y los naturópatas utilizan una sencilla prueba de orina con la que se puede medir el grado de descomposición intestinal. Cuando el hígado y los intestinos sólo metabolizan parcialmente las proteínas, forman sustancias tóxicas, los índoles. Cuantas más sustancias de este tipo se encuentren en la orina, más intenso será el azul con que la orina se tiñe en esta prueba. En base a este test, se puede interpretar fácilmente si un alimento tiene un efecto tóxico en el organismo. Lo asombroso de esta prueba de orina es que un mismo alimento da resultados completamente distintos en diferentes personas. Mientras que, por ejemplo, después de consumir productos de panadería elaborados con trigo integral apenas se manifiesta la existencia de índoles en la orina, la misma prueba realizada en personas con el grupo sanguíneo O muestra un contenido de toxinas tan alto como si hubieran comido una cantidad de productos noventa veces superior.

Aproximadamente el 5 % de las lectinas que ingerimos con la comida consiguen escapar de las defensas endógenas. Penetran en la circulación sanguínea, donde entran en contacto con los glóbulos rojos y blancos (eritrocitos y leucocitos), y los destruyen. En el conducto digestivo, las lectinas provocan una fuerte inflamación de la mucosa del intestino. El tejido nervioso no suele verse afectado por el ataque de estas sustancias.

··· Estar a buenas con las lectinas compatibles

A pesar de las reacciones que las lectinas provocan en el organismo, no tienes por qué estar siempre al tanto de qué alimentos las contienen. Es prácticamente imposible desterrar estas sustancias proteicas de la alimentación. Tanto si comes verdura o cereales, como pescado o legumbres, encontrarás lectinas en abundancia. Y algunas de ellas también tienen su lado bueno. Piensa en las lectinas antes mencionadas, que ejecutan un beneficioso trabajo en los conductos biliares.

Lo importante es prestar atención a los alimentos con lectinas que no son compatibles con tu grupo sanguíneo. Por ejemplo, si tienes el grupo sanguíneo O, sería aconsejable que no consumieras productos elaborados con trigo, puesto que el gluten que contienen es una forma de lectina que justamente irrita el intestino delgado de las personas con el grupo sanguíneo O. Otro ejemplo son las judías de Lima: aglutinan la sangre del tipo A, pero no afectan la del tipo B ni O. Tam-

> ***‘Si hasta ahora no has digerido demasiado bien distintos alimentos, una prueba de orina realizada después de dos semanas de seguir la dieta de los grupos sanguíneos señalará un cambio positivo’***

bién los tomates, las berenjenas y las patatas contienen lectinas. Incluso se supone que estas solanáceas son las responsables de que se inflamen las articulaciones, como en el caso de la artritis reumatoide.

···· CAPÍTULO 2 ····

¿CÓMO FUNCIONA LA DIETA DE LOS GRUPOS SANGUÍNEOS?

Todo depende de la elección correcta

Con la dieta de los grupos sanguíneos es muy fácil alimentarse de manera sana; alcanzar el peso ideal de forma lenta pero segura. No se te exige que realices fastidiosas cuentas de calorías ni que peses con exactitud cantidades prescritas. Tampoco tienes que cambiar de hoy para mañana tus hábitos alimenticios ni tus preferencias gastronómicas. Es mucho más sencillo: escoges para tu menú los alimentos saludables que son especialmente digestivos para tu grupo sanguíneo y los combinas como te apetezca con los comestibles neutros que te gusten. Así podrás tener la seguridad de que tu sistema digestivo se aviene lo mejor posible con los platos escogidos. Puedes confiar plenamente: tu grupo sanguíneo es algo así como el compás biológico que te muestra el camino en la dirección correcta.

··· El placer no debe quedar fuera de juego

En las páginas siguientes se introducen los alimentos, especias y bebidas que mejor digieren las personas con los grupos sanguíneos O, A, B o AB y los que deberían eliminar sin falta de su menú diario.

En la dieta de los grupos sanguíneos hay tres categorías de alimentos: «saludables», «neutros» y «perjudiciales». La regla empírica que rige es la siguiente: los alimentos saludables actúan como un remedio, los neutros complementan la nutrición y los perjudiciales, en grandes dosis, son veneno para el cuerpo.

Puedes seleccionar tus comidas diarias en un abrir y cerrar de ojos a partir de los grupos de alimentos siguientes:

- Carnes y aves
- Pescado, crustáceos y moluscos
- Productos lácteos, quesos y huevos
- Aceites y grasas
- Frutos secos y semillas
- Legumbres
- Cereales y derivados
- Verduras
- Fruta
- Zumos de frutas y de verduras
- Especias y condimentos
- Infusiones
- Bebidas

(Los productos alimenticios de las distintas categorías aparecen ordenados alfabéticamente.)

> ***«Nuestra alimentación debería ser rica en nutrientes, es decir, tan natural como sea posible»***

Se presentan recomendaciones sobre un total de casi 300 productos alimenticios para cada grupo sanguíneo. Así, pues, el surtido es amplio, y seguro que encontrarás algo que te guste. Si tu comida preferida está en la categoría de «perjudicial», menuda plancha. Si se encuentra en la categoría de «neutro», ningún problema. Los alimentos de esta categoría redondearán las comidas para que recibas todos los nutrientes importantes y son tan variados que el placer no quedará fuera de juego. Evidentemente, deberías prestar la máxima atención a los alimentos asignados a la categoría «saludable».

Las recomendaciones de la dieta de los grupos sanguíneos se basan en el programa de alimentación desarrollado por el Dr. D'Adamo, médico y naturópata estadounidense, que ha presentado recientemente sus ideas revolucionarias en el libro *4 grupos sanguíneos - 4 estrategias para una vida sana**.

Entre los productos alimenticios que el Dr. D'Adamo ha examinado a lo largo de los años, encontrarás pocos que no sean habituales (por ejemplo, el boniato). Algunas especias se pueden encontrar sobre todo en tiendas de productos dietéticos o naturales (como los extractos de algas, el tamari, el carob o el arruruz). Echa un vistazo a las propuestas de menú del capítulo 3 y verás que los ingredientes (quizá) menos utilizados son a menudo los que mejor armonizan con nuestras comidas variadas.

··· A velocidad de crucero hacia tu peso ideal

Antes de iniciar la dieta de los grupos sanguíneos, deberías tener en cuenta una cosa: ¡no intentes alcanzar tu peso ideal demasiado deprisa! De hecho, la condición de que no se debe avanzar de forma vertiginosa se puede aplicar a todos los programas de adelgazamiento. Después de todo, no se gana nada si se adelgaza tan deprisa que el sistema inmunológico no puede seguir el ritmo. ¡Quién quiere perder con la grasa la capacidad de resistencia contra las infecciones! Así, pues, no te limites en ningún caso a los alimentos clasificados como muy saludables,

* En la obra, el Dr. D'Adamo se ocupa, además de la nutrición, del modo de vida, la salud y la enfermedad.

puesto que te faltarían algunos nutrientes importantes que tu cuerpo necesita para estar sano y en forma. Hay que tener en cuenta que, el objetivo declarado de la dieta de los grupos sanguíneos es alcanzar un estado físico y anímico óptimo. El hecho de que también puedas perder esos quilos de más debería ser un «efecto secundario» completamente natural.

··· Experimenta un poco tranquilamente

También es importante saber lo siguiente: la alimentación orientada a sintonizar con tu metabolismo pone en marcha algo en tu cuerpo. Entre otras cosas, restablece las funciones de protección naturales del sistema inmunológico. También estimula la actividad digestiva e intestinal y hace aumentar la actividad de los órganos que participan en los procesos metabólicos (hígado, hiel, riñones y páncreas). Como consecuencia, el organismo fortalecido intenta deshacerse de los restos metabólicos inútiles y dañinos y limpiar la sangre de sustancias aglutinantes peligrosas, las lectinas. Al principio, esto supone un trabajo bastante duro que se puede notar más o menos según el grupo sanguíneo, por ejemplo, a través de una digestión molesta. Por eso, un consejo más: no te castigues, deja que todo transcurra con calma. Un cambio de alimentación súbito no conduce a nada. El cuerpo no puede reparar a marchas forzadas lo que hasta ahora no funcionaba. Lo mejor es que experimentes un poco la primera semana, así averiguarás en poco tiempo tu combinación preferida de alimentos.

Si nunca has comido algunos de los alimentos de la categoría «saludable» o lo has hecho muy pocas veces, ve probándolos ahora uno, ahora otro. Esta táctica te será útil sobre todo si hasta ahora tu nutrición se basaba en los sabores o en la costumbre de comer determinados ingredientes.

Te será fácil tirar por la borda tus hábitos si al principio completas tus comidas con los alimentos clasificados en la columna «neutro». Pero tacha de la lista los comestibles que sabes que te engordan o que no te sientan bien por cualquier otro motivo. Lo importante es que des tiempo a tu cuerpo para desarrollar preferencia por las comidas «saludables».

Y aún otra cosa: también hay que considerar la importancia de las vitaminas, las sustancias minerales, los oligoelementos y otras sustancias biológicas que debes tomar para completar tu alimentación. Todo esto sin contar con que estos nutrientes complementarios no deberían ser consumidos despreocupadamente, ya que pueden provocar desórdenes en el equilibrio biológico natural.

¿Sabes cuál es tu grupo sanguíneo?

Cómo puedes averiguar tu grupo sanguíneo:

- Mira en tu carnet de salud, allí debería constar tu grupo sanguíneo.
- Pregunta a tu médico de cabecera: quizá tu grupo sanguíneo conste en tu historial.
- Pídele al médico que haga analizar tu grupo sanguíneo: para ello te extraerán tan sólo un poco de sangre. Si acudes a una clínica privada, los gastos de la prueba correrán de tu cuenta. En caso de duda, infórmate del precio antes de la consulta.
- Una buena oportunidad para conocer tu grupo sanguíneo es aprovechar un chequeo médico. Pide que con el análisis de sangre te determinen el grupo sanguíneo.
- Otra posibilidad de averiguar tu grupo sanguíneo es dar sangre. Así matarás dos pájaros de un tiro: harás una buena obra y sabrás, gratis y al momento, a qué grupo sanguíneo pertenece tu savia vital.

Las personas de distintos grupos sanguíneos los asimilan de forma diferente. En este apartado también entra la fitoterapia, es decir, los remedios botánicos que se pueden comprar en diversas formas de preparación (por ejemplo, para infusión, en gotas, pastillas).

Consulta a tu médico si no ves claro que la dieta de los grupos sanguíneos sea la correcta para ti en este momento. Evidentemente, hazlo también si mientras sigues la dieta de los grupos sanguíneos notas que tu salud no es del todo como debería ser.

Grupo sanguíneo O

Una ojeada a lo más importante

Origen: cazadores y recolectores.

Sistema digestivo: bastante resistente. Produce ácidos gástricos en abundancia (importante para la digestión de carne). No asimila bien los productos elaborados con cereales, como el pan o el germen de trigo, ni los productos lácteos.

Sistema inmunológico: extraordinariamente activo, reacciona en el acto y es sensible a las nuevas influencias y a los cambios.

Recomendable: carne, aves y pescado de agua salada (arenque, bacalao o caballa).

Si se trata de mantener la línea...

... Tienes que comer cereales, pan y legumbres sólo muy de vez en cuando. El germen de trigo y los productos de trigo integral no son en absoluto ideales para la sangre del tipo O. Contienen demasiado gluten con lectinas que dificultan la metabolización de insulina. Las calorías queman a fuego lento y no se libera suficiente energía. Por ejemplo, las lectinas de las lentejas y de las judías de riñón se instalan en el tejido muscular, que entonces se alcaliza. Pero para que los músculos del tipo O tengan el juego fácil, el equilibrio ácido-alcalino debería modificarse en beneficio de una ligera acidez. Este hecho conduciría también, por ejemplo, a una quema más rápida de calorías. ¡Que conste que esto sólo funciona en personas con el grupo sanguíneo O!

Quienes tienen problemas con la línea, tienden a formar edemas (acumulación de agua), sufren calambres o se cansan enseguida y les cuesta concentrarse; puede que también tengan, sin saberlo, problemas de tiroides, que entonces no produce suficientes hormonas. Los médicos llaman hipotiroidismo a esta insuficiencia, una imagen que los investigadores de los grupos sanguíneos observan con mucha frecuencia en personas con el grupo sanguíneo O.

Productos que engordan al grupo sanguíneo O: alubias riñón • col blanca • coliflor • coles de Bruselas • lentejas • trigo.

Productos que adelgazan al grupo sanguíneo O: algas • bróculi • carne roja (cordero, ternera, caza; vísceras: hígado) • col rizada verde • espinacas • pescado y marisco • sal de yodo.

La nutrición ideal del grupo sanguíneo O

··· Qué debes saber sobre las carnes y las aves

- Permítete el lujo de comer carne con frecuencia, pero sólo en pequeñas dosis (entre 100 y 150 g por comida,

> ***Si es posible, compra sólo carne de animales que no se hayan criado con productos de engorde ni forraje concentrado***

nunca más). A cambio, puedes incluirla en tus comidas entre 5 y 7 veces por semana.

- Come carne con las variedades de fruta y de verdura que encontrarás en las columnas de «saludable» o «neutro». Esto es más aconsejable que cargar el plato con demasiados hidratos de carbono (pan y patatas). La fruta y las verduras mantienen a raya los ácidos gástricos e impiden que las mucosas gástricas se irriten con el exceso de albúmina animales.
- Biológicamente, la albúmina animal se considera muy valiosa, pero las «presas de caza» de nuestra época están enriquecidas con hormonas y antibióticos. Por lo tanto, intenta consumir el máximo posible de carne de animales criados con forraje natural, sin productos de engorde artificiales.
- Si temes que por consumir carne aumentarán al máximo el nivel de lípidos tóxicos en tu sangre –lo cual puede suponer un riesgo cardiovascular–, los investigadores de los grupos sanguíneos te tranquilizan. En su opinión, los ácidos grasos saturados que inevitablemente ingerimos con la carne no son el problema. Los auténticos culpables son los hidratos de carbono complejos que se encuentran, por ejemplo, en determinados tipos de pan de trigo, puesto que hacen aumentar el nivel de insulina. El resultado es que el cuerpo almacena grasa adicional en los tejidos y altera el nivel de lípidos en la sangre.
- Según la experiencia del investigador de los grupos sanguíneos, el Dr. D'Adamo, el hígado es un alimento especialmente saludable para las personas con el grupo san-

ción
o O

ADO,
TÁ-
Y
ISCOS

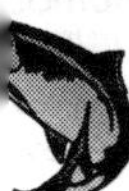

PESCADO, CRUSTÁCEOS Y MOLUSCOS

SALUDABLE

- sábalo (alosa)
- anjova
- perca
- pez de limón (medregal coronado)
- lucio
- fletán
- arenque
- bacalao
- salmón (sin ahumar)
- caballa
- trucha arco iris
- coregono lavareto
- pargo colorado
- serrano arenero/baila
- sardina
- pez espada
- merluza
- lenguado
- esturión (sollo)

NEUTRO

- anguila
- boquerón (anchoa)
- ostras
- caviar de beluga
- perca sol
- platija
- cangrejos de río
- gambas/langostinos
- tiburón
- esturión beluga
- bogavante/langosta
- vieiras
- carpa
- corvinata real
- cangrejos de mar
- centollo/nécora
- trucha asalmonada
- lubina (róbalo)
- mejillones
- chucla caramel
- dorada
- gallineta nórdica
- pagel
- falso lenguado
- almejas
- eglefino
- orejas de mar
- rape
- pez aguja
- corvina/verrugato
- eperlano
- atún (blanco)
- calamar
- caracoles de viña
- mero

PERJUDICIAL

- barracuda
- arenque marinado
- caviar
- caracoles de mar
- salmón ahumado
- siluro
- pulpo

guíneo O y favorece una línea esbelta. Pero no olvides que el hígado (también los riñones) es un órgano que filtra y elimina las sustancias nocivas. Por lo tanto, come sólo hígado y otras vísceras (corazón, mollejas, cerebro, pulmones y lengua) de animales jóvenes que apenas tendrán residuos.

CARNES Y AVES

SALUDABLE	NEUTRO	PERJUDICIAL
búfalo	pato	oca
carnero	faisán	jamón
vísceras: corazón, hígado	conejo/liebre	tocino (también beicon)
ternera	pollo	
cordero	perdiz	
vaca/buey	pavo	
caza (ciervo/corzo)	codorniz	

··· Qué debes saber sobre el pescado, los crustáceos y los moluscos

- El pescado es la comida ideal para las personas con el grupo sanguíneo O. Sobre todo los peces de agua salada, con su valiosa grasa, son una fuente de vitamina K excelente que hace que la sangre coagule cuando es necesario (por ejemplo, en heridas superficiales). Para las personas con el grupo sanguíneo O, esto supone una gran oportunidad, puesto que suelen faltarles algunas sustancias para coagular la sangre (como a los primeros hombres de la antigüedad de los que descienden).

- Completa la nutrición con variedades de marisco como ostras, mejillones, cangrejos de río. La tiroides malhumorada del tipo O aprovecha el yodo que contienen.
- El salmón ahumado no se cuenta en el grupo del pescado saludable. Los arenques en escabeche o en salmuera también entran en la categoría «perjudicial».

··· Qué debes saber sobre los productos lácteos, los quesos y los huevos

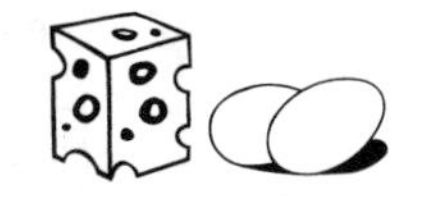

- No anotes la leche en tu lista de la compra. Al menos, no con demasiada frecuencia. Aunque sea un producto animal, las personas con el grupo sanguíneo O no la asimilan bien. El motivo: el conducto digestivo humano no comenzó a tener contacto con los productos lácteos hasta los tiempos del grupo sanguíneo A (ver pág. 20).
- Decídete más a menudo por la leche, el queso y la cuajada de soja (tofu). Éstas son las alternativas ricas en albúmina a los productos lácteos de origen animal (por eso se incluyen en la tabla) que no imponen una sobrecarga a tu metabolismo.
- Dado que los productos lácteos no participan en la competencia de los suministradores de calcio, tendrás que cubrir tus necesidades de otro modo. Las algas, el bróculi, las zanahorias, las acelgas, el sésamo, las pipas de girasol, los productos de soja y las sardinas son excelentes fuentes naturales de calcio.
- De tanto en tanto, también puedes completar tu menú con un huevo, siempre que te gusten y te sienten bien.

nutrición
grupo O
PRODUCTOS LÁCTEOS, QUESOS Y HUEVOS

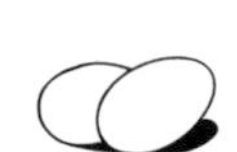

PRODUCTOS LÁCTEOS, QUESOS Y HUEVOS

NEUTRO	PERJUDICIAL	
mantequilla	queso azul	yogur (desnatado y graso)
huevos	brie	monterrey jack
queso de granja	suero de mantequilla	queso montañés
mozzarella	camembert	neufchâfel
queso de oveja	cheddar	parmesano
leche de soja	queso fresco con doble porcentaje de grasa	provolone
tofu (cuajada/queso de soja)	edamer	cuajada/requesón
queso de cabra	emmental	ricotta
	gouda	queso fundido
	gruyère	queso suizo
	queso blanco	mantecados
	jarlsberg	leche desnatada
	kéfir	suero de leche
		leche entera
		leche de cabra

Qué debes saber sobre los aceites y las grasas

- Te favorecen los aceites vegetales mencionados en la tabla, pues contienen valiosos ácidos grasos saturados que el metabolismo humano no puede producir.
  Los consumidores de carne del grupo sanguíneo O los necesitan sobre todo por sus efectos positivos sobre el nivel de lípidos en la sangre (colesterol y triglicéridos), que pueden producir trastornos cardiovasculares.

- Puedes disfrutar de las mayonesas, que esconden mucha grasa. Se las considera neutras. También de las salsas para ensalada poco grasas, siempre y cuando se preparen con ingredientes saludables o al menos neutros.
- Si compras aceite de colza, comprueba que tenga un bajo contenido de ácido erúcico, que en cantidades mayores es perjudicial para la salud.
- Piensa en la regla culinaria siguiente: los aceites prensados en frío no deben calentarse súbitamente porque entonces se destruyen ácidos grasos y vitaminas importantes.

nutrición grupo O

ACEITES Y GRASAS

ACEITES Y GRASAS

SALUDABLE	NEUTRO	PERJUDICIAL
aceite de linaza	mantequilla/aceite de mantequilla	aceite de algodón
aceite de oliva	aceite de hígado de bacalao	aceite de cacahuete
	aceite de colza	aceite de cártamo
	aceite de sésamo	grasa/aceite de coco
	aceite de girasol	aceite de maíz

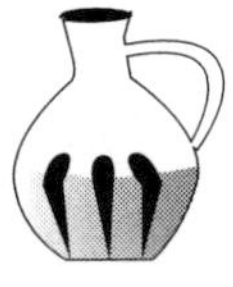

Qué debes saber sobre los frutos secos y las semillas

- Aunque la albúmina vegetal de los frutos secos y de las semillas no puede compararse con la albúmina animal, no deberías cubrir tus necesidades sólo con este grupo de alimentos. Para ti, la carne y las aves son las mejores fuentes de energía.

- No consumas demasiado a menudo frutos secos ricos en grasas. Y no abuses de las semillas en las ensaladas y otros platos. No sólo por su alto contenido en grasa, sino también porque este grupo de alimentos se puede convertir en un hueso duro de roer para tu sistema digestivo.

nutrición grupo O

FRUTOS SECOS Y SEMILLAS

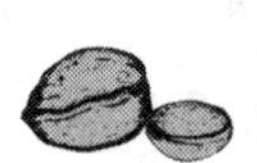

FRUTOS SECOS Y SEMILLAS

SALUDABLE	NEUTRO	PERJUDICIAL
pipas de calabaza	castañas	anacardos
nueces	avellanas	cacahuetes (también manteca de cacahuete)
	nueces americanas	coco
	nueces de macadamia	semillas de amapola
	almendras	nueces del Brasil
	nueces de pecana	pistachos
	piñones	
	semillas de sésamo (también pasta de sésamo, tahini)	
	pipas de girasol	
	tamarindos	

Qué debes saber sobre las legumbres

- Ocasionalmente, las judías pueden ser una guarnición modesta en tus platos. Pero atención: excepto las cuatro variedades saludables, las demás legumbres contienen lectinas que rompen el equilibrio entre ácido-alcalino.

Esto también se aplica a los cacahuetes y a los tamarindos, que pertenecen al grupo de los frutos secos (los encontrarás en la tabla de las nueces y semillas).

Las personas con el grupo sanguíneo O –por repetirlo una vez más– son más productivas cuando su tejido muscular es ligeramente ácido.

- Intenta incorporar en tus comidas de forma alterna los tipos de ju-

> ***Las judías adzuki –una variedad de soja– son fáciles de digerir y, además, tienen un alto contenido de nutrientes***

nutrición
grupo O
LEGUMBRES

LEGUMBRES

SALUDABLE	NEUTRO	PERJUDICIAL
judías adzuki	alubias plancheta	lentejas de Puy
alubias carilla	habas	lentejas verdes
alubias pintas	guisantes con vaina	alubias riñón
	habas baby	alubias manteca
	judías mung (verdes)	lentejas rojas
	guisantes verdes	
	garbanzos	
	judías de Lima	
	alubias rojas	
	alubias negras	
	soja (roja)	
	judías verdes de enrame	
	alubias blancas	

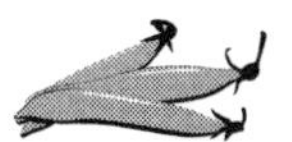

días recomendados. Tienen un plus especial: estimulan la digestión y evitan las úlceras gástricas e intestinales que, como se ha comprobado, suelen afectar a las personas con el tipo de sangre O debido a su elevada secreción de ácidos gástricos.

··· Qué debes saber sobre los cereales y sus derivados

> ***Una auténtica alternativa: escanda en lugar de trigo. La escanda es una variedad de trigo silvestre fácil de digerir***

- Con los productos derivados de los cereales pasa como con los productos lácteos: ya puedes renunciar a ellos sin más. Si a tu mesa se sientan personas del grupo sanguíneo A, deléitalos con un comida basada en el grano. Y es que, mientras que los cereales hacen trabajar demasiado a tu metabolismo, el sistema digestivo de las personas con el tipo de sangre A es el mejor programado genéticamente para asimilar esos productos.
- Para ti, el trigo es especialmente indigesto. No ayuda para nada «separar el grano de la paja». Desde el principio, tacha de tu lista todos los productos elaborados con trigo.
- Atención: por los mismos motivos, debes olvidarte también de los sustitutos del café elaborados a partir de cereales.
- Si al principio te resulta muy difícil renunciar por completo al pan, con las variedades neutras no deberías tener problemas de digestión.
- Según investigaciones realizadas en EEUU, existe una variedad de pan muy digestiva: el pan de granos de trigo

germinados. Cuando los granos de trigo comienzan a brotar, las lectinas del gluten se diluyen (infórmate en una tienda de productos dietéticos o naturales).

nutrición grupo O

CEREALES Y DERIVADOS

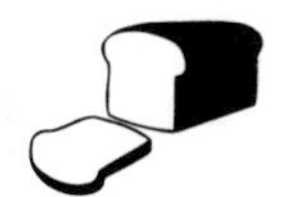

CEREALES Y DERIVADOS

NEUTRO		PERJUDICIAL	
amaranto arroz basmati pan de trigo germinado alforfón: • pan de alforfón • harina de alforfón • kascha (alforfón tostado) escanda: • pan de escanda • harina de escanda cebada, harina de cebada pan sin gluten mijo, mijo hinchado kamut (trigo egipcio) pan sueco quinoa (arroz de Perú) arroz: • arroz integral, pan de arroz integral • arroz hinchado • copos de arroz • salvado de arroz	• harina de arroz • gofres de arroz • arroz blanco • arroz salvaje centeno: • pan de centeno • copos de centeno tostados • harina de centeno pan de soja topinambur	pasta de alforfón (pasta soba) avena: • copos de avena • pan y bollería de avena • salvado de avena, pan de salvado de avena • harina de avena trigo duro (durum) maíz: • cornflakes • harina, almidón de maíz • panecillos de maíz copos y pan de cereales variados pan negro de Westfalia trigo: • flor de harina (tipo 405 o 550) • bulgur (trigo cocido al vapor, secado y triturado) • cuscús • pan de Graham	• sémola de trigo duro • harina de trigo duro • pan ázimo • harina de trigo integral • pan de trigo • copos de trigo • bollería de trigo • germen de trigo, pan de germen de trigo • salvado, sémola de trigo (bollería) • harina de trigo con germen • trigo triturado • pan integral de trigo

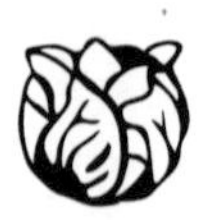

··· Qué debes saber sobre las verduras

- Con respecto a la verdura, deberías servirte en abundancia. Aprovecha al máximo la enorme oferta, puesto que las verduras contienen los nutrientes importantes y esenciales que el cuerpo necesita.
- No obstante, deja a un lado las verduras de la categoría «perjudicial», ya que contienen elementos que son más bien dañinos para la salud de las personas con el grupo sanguíneo O. Por ejemplo, irritan el conducto digestivo y pueden provocar reacciones de hipersensibilidad. Con algunas variedades de col, como las coles de Bruselas o la coliflor, la tiroides se suele poner en pie de guerra.
- Las solanáceas como las berenjenas y las patatas, déjalas también a la sombra, porque son las responsables de la inflamación de las articulaciones (artritis). Se sabe que el maíz limita la producción de insulina y, con ello, potencia el aumento de peso. Y no sólo eso. Un nivel de insulina alterado comprende el riesgo de desarrollar una diabetes.
- La buena noticia: puedes comer tomates sin miedo. Es cierto que se cuentan entre las solanáceas, pero tu organismo acabará enseguida con este tipo de lectinas.
- Lo más importante para concluir: come coles rizadas en abundancia (por ejemplo col verde), puesto que son muy ricas en vitamina K, necesaria en grandes cantidades para las personas con el grupo sanguíneo O porque a la mayoría –como ya se ha comentado– les falta un importante factor para una buena coagulación de la sangre.

VERDURAS

SALUDABLE	NEUTRO	PERJUDICIAL
alcachofa	helecho (brotes tiernos)	alfalfa (brotes tiernos)
bróculi	bambú (brotes tiernos)	berenjena
achicoria	berros	aguacate
escarola	ají	coliflor
calabaza común	daikon (nabo blanco japonés)	champiñones
col rizada verde	lechuga iceberg	col china
repollo verde	endibias	patatas
ajo	enoki (hongos)	maíz
colinabo	canónigos	olivas (negras)
puerro	hinojo	coles de Bruselas
diente de león	cebolletas	col lombarda
acelgas	pepino	shiitake (hongos)
rábanos picantes	jengibre	col blanca
okra (gombo)	zanahorias	
pimiento (rojo)	perifollo	
chirivía	lechuga	
perejil	calabaza, todas las variedades excepto la común	
lechuga romana	judía mung (brotes tiernos)	
algas	olivas (verdes)	
espinacas	pak-choi (col rizada)	
boniato	pimientos (verdes, amarillos)	
topinambur	setas: abulón, pleurotos, maitake, portobello	
cebolla	achicoria roja	
	rabanitos	
	rábanos	
	rábano (brotes tiernos)	
	remolacha roja	
	ruca	
	chalotes	
	apio	
	espárragos	
	nabos	
	tomates	
	castañas de agua	
	ñame	
	calabacín	
	pimientos morrones	

Qué debes saber sobre la fruta

- Si las frutas recomendadas en la columna «saludable» sólo te suenan a postre de músico, a partir de ahora, consúmelas a menudo. Precisamente los higos, las ciruelas comunes y las ciruelas damascenas (también secos) contienen sustancias alcalinizantes que restan un poco de brío a los abundantes ácidos gástricos del tipo de sangre O. La regla es: todos los frutos rojos, azules y violetas reaccionan en el conducto digestivo de forma alcalina.

- El melón también pone a trabajar a los represores de ácidos, pero el estómago se irrita con esta fruta.
- En cambio, el estómago acepta sin problemas el pomelo, también ácido, porque después de la digestión es totalmente alcalino.
- Cuidado con las zarzamoras: contienen lectinas que producen trastornos en la digestión de las personas con el grupo sanguíneo O.

nutrición grupo O

FRUTA

FRUTA

SALUDABLE	NEUTRO		PERJUDICIAL
higos (frescos y secos)	piña	cerezas	zarzamoras
ciruelas (frescas y pasas)	manzanas	kiwis	fresas
ciruelas claudia	albaricoques	lima	melón común
ciruelas damascenas	plátanos	mango	melón cantalupo
	peras	sandía	lychees
	arándanos	nectarinas	mandarinas
	bayas boysen	papaya	naranjas
	dátiles	melocotones	ruibarbo
	granadas	arándanos rojos	
	pomelo	uvas pasas	
	frambuesas	uva	
	bayas de saúco	uva crespa (grosellas silvestres)	
	grosellas (rojas y negras)	limón	
	caquis		

Qué debes saber sobre los zumos de frutas y de verduras

- Los zumos no son para saciar la sed. Bebe tus favoritos (zumo de piña, de cereza y de ciruelas pasas) con prudencia y a pequeños sorbos, casi como si fueran una medicina.
- Por si quieres preparar un delicioso cóctel de vitaminas: los zumos de frutas y los de verduras no deberían combinarse. Única excepción: el zumo de zanahoria puede mezclarse con algún otro.

nutrición grupo O
ZUMOS DE FRUTAS Y DE VERDURAS

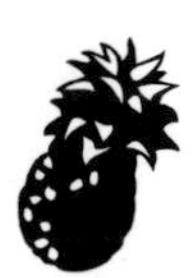

ZUMOS DE FRUTAS Y DE VERDURAS

SALUDABLE	NEUTRO	PERJUDICIAL
zumo de piña	zumo de albaricoque	mosto de manzana, sidra
zumo de ciruelas pasas	zumo de verduras (de las recomendadas)	zumo de manzana
zumo de cerezas (guindas)	zumo de pomelo	zumo de col
	zumo de pepino	zumo de naranja
	zumo de zanahoria	
	zumo de papaya	
	zumo de arándanos rojos	
	zumo de apio	
	zumo de tomate (con limón)	
	zumo de uva	
	zumo de limón rebajado	

- Aprovecha las cualidades alcalinas de los zumos de verdura neutros. Aligeran la digestión y la circulación, además de impulsar los procesos metabólicos.
- Al comprar zumos de verdura preparados, observa el contenido de sal. En el zumo de tomate puede alcanzar hasta el 10 %.

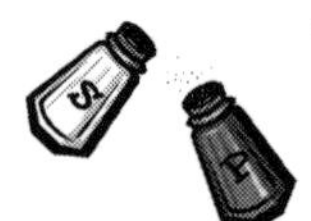

··· Qué debes saber sobre las especias y los condimentos

- El extracto de algas es una buena elección no sólo como condimento. Las plantas marinas (ver también la tabla de verdura) regulan el metabolismo y actúan en el estómago como protectoras de la mucosa.
- La mejor elección para condimentar tus platos: perejil fresco y especias como el curry, el jengibre o la pimienta de Cayena. Calman el conducto digestivo.
- Cuidado: en el futuro, el vinagre no debería servirte de condimento universal. Teniendo en cuenta que el amargo elixir suele estar muy solicitado, esta afirmación puede provocar un asombro inaudito entre sus fans. En este caso, no son exactamente las lectinas lo que decide la clasificación. El Dr. D'Adamo y sus colaboradores han probado en miles de pacientes cómo digerían distintos vinagres, y todos han salido mal parados en personas con el grupo sanguíneo O.
  Según algunos médicos estadounidenses, el condimento amargo también irrita la mucosa del estómago, ya de por sí confrontada con abundantes ácidos gástricos. Incluso la salsa dulzona de ketchup contiene vinagre.
- Pero no tienes por qué renunciar a ciertos productos deliciosos: la miel y el azúcar, incluso el chocolate (con moderación, claro), te endulzarán la vida.

nutrición grupo O

ESPECIAS Y CONDIMENTOS

ESPECIAS Y CONDIMENTOS

SALUDABLE	NEUTRO		PERJUDICIAL
extracto de algas (dulse, kelp)	agar-agar	miso (pasta de soja)	vinagre de manzana
pimienta de Cayena	jarabe de arce	pimentón	vinagre balsámico
curry	anís	pimienta en copos (roja)	vinagre blanco
harina de algarroba (carob)	albahaca	pimienta en grano	alcaparras
cúrcuma	bergamota	arruruz	jarabe de maíz
perejil	ajedrea	pimienta de Jamaica	almidón de maíz
	eneldo	romero	mayonesa
	estragón	azafrán	nuez moscada
	gelatina	salvia	pimienta molida (negra y blanca)
	malta	sal	alimentos macerados en agridulce
	clavo	cebollino	ketchup
	miel	mostaza, mostaza en polvo	vainilla
	jengibre	salsa de soja	vinagre de vino (blanco y tinto)
	cacao/ chocolate	tamari (salsa de soja)	canela
	cardamomo	tamarindo	
	perifollo	tapioca	
	ajo	tomillo	
	cilantro	tartaro	
	comino	aceite esencial de gaulteria	
	laurel	salsa Worcester	
	mejorana/ orégano	melisa	
	extracto de almendras	azúcar (blanco y moreno)	
	rábano picante		
	melaza		
	menta (también menta piperita)		

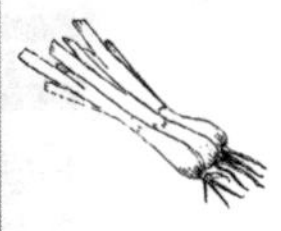

··· Qué debes saber sobre las infusiones

> ***Al comprar té, comprueba que se haya analizado. Algunos tés de importación contienen cantidades peligrosas de sustancias tóxicas***

- Escoge las infusiones siguiendo tus gustos. O haz mezclas con las hierbas de los grupos saludable y neutro. A las tisanas recomendadas se les atribuyen efectos que refuerzan el sistema digestivo y el sistema inmunológico de las personas con el grupo sanguíneo O.
- Y recuerda: ¡las tisanas contienen sustancias vegetales de mucho efecto y, por lo tanto, no son aptas para el consumo permanente!

nutrición grupo O

INFUSIONES

INFUSIONES

SALUDABLE	NEUTRO		PERJUDICIAL	
alholva	valeriana	milenrama	alfalfa	estigmas de maíz
escaramujo	hierba gatera	regaliz	áloe	raíz de hidrastis canadiense
lúpulo	verbena	tomillo	genciana	ruibarbo
jengibre	ginseng	abedul	fresa (hojas)	trébol violeta
tila	menta verde	oxiacanto	bardana	sen
diente de león	té verde	marrubio	bolsa de pastor	equinácea
mora	escutelaria	corteza de roble	fárfara (tusilago)	
perejil	frambueso		hierba de san Juan	
menta piperita	saúco		acedera	
zarzaparrilla	manzanilla		lengua de buey	
corteza de olmo americano	gordolobo (verbasco)			
álsine	cardo mariano			
	salvia			

Qué debes saber sobre las bebidas

> ***El café de malta, de diente de león, de achicoria y otros sustitutos del café no contienen cafeína, pero mediante la torrefacción de partes de las plantas pueden surgir hidrocarburos cancerígenos***

- Si hasta ahora has tomado café regularmente, no lo dejes de hoy para mañana. Tu cuerpo podría resentirse y responder con síntomas de abstinencia como dolores de cabeza, fatiga o irritabilidad. Simplemente, consume cada vez un poco menos del oscuro brebaje, hasta que puedas prescindir de él sin problemas. Como sustituto de la cafeína, en la lista «neutro» encontrarás el té verde.
- Por lo demás, con el agua natural (agua de manantial o mineral) y un vasito de vino o cerveza, se completa tu surtido de bebidas saludables. Si alguien pertenece al club del agua con gas, también puede consumirla para saciar la sed.

nutrición grupo O

BEBIDAS

BEBIDAS

SALUDABLE	NEUTRO	PERJUDICIAL
agua natural (agua de manantial y agua mineral)	cerveza	café (también descafeinado)
	té verde	refrescos de cola
	vino tinto	limonada light
	agua de mesa	limonada
	vino blanco	té negro
		licores

▸ Grupo sanguíneo A

Una ojeada a lo más importante

Origen: primeros antepasados sedentarios, agricultores.
Sistema digestivo: sensible. Desdobla con dificultad la albúmina animal y las grasas. Asimila bien la verdura, la cuajada de soja (tofu), el pescado y el marisco, los cereales, las legumbres y la fruta.
Sistema inmunológico: sensible y con capacidad de adaptación.
Recomendable: mucha verdura fresca, comida natural, productos elaborados con cereales (excepto trigo) y preparados de soja.

··· Si se trata de mantener la línea...

... Con la carne conseguirás bien poco. Al contrario. La albúmina animal frena el metabolismo de las personas con el grupo sanguíneo A. Sus congéneres del grupo sanguíneo O empiezan a ponerse en movimiento después de un trozo de carne pero, en cambio, un buen bistec deja sin energía al tipo A, le hace sentirse pesado y le impide concentrarse. Para preparar la albúmina animal de cara a la posterior digestión, su cuerpo tiene que realizar un duro trabajo inicial.

A diferencia del tipo O, no puede aportar la cantidad de ácidos gástricos necesaria para descomponer químicamente los alimentos indigestos, entre los que también se cuenta la leche, rica en grasas saturadas. Exagerando: la leche no despeja a las personas del grupo sanguíneo A, las engorda.

El trigo también puede crear problemas, aunque pertenezca al grupo de los productos del campo para los que precisamente parece estar creado el sistema digestivo del grupo sanguíneo A. No consumas grandes cantidades o tu tejido muscular reaccionará con acidez. En cambio, en el tipo de sangre O el trigo provoca una reacción alcalina. En ambos casos, la reacción no es la deseada, ya que los que tienen grupo sanguíneo O necesitan un tejido muscular más bien ácido y los del tipo A lo necesitan alcalino para poder sentirse completamente bien.

En las personas con el grupo sanguíneo A, los edemas y los michelines pueden ser los efectos de un metabolismo lento.

Productos que engordan al grupo sanguíneo A: alubias riñón • judías de Lima • productos lácteos • trigo (en exceso).

Productos que adelgazan al grupo sanguíneo A: aceites vegetales • piña • soja y derivados • verdura.

La nutrición ideal del grupo sanguíneo A

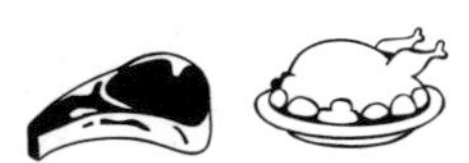

··· Qué debes saber sobre las carnes y las aves

- No tienes que darle la espalda al carnicero de golpe. El cambio funcionará mejor si a partir de ahora pones cada vez un poco menos de carne en tus platos.
- La «deshabituación» de la carne es más fácil si en su lugar te sirves más a menudo aves y pescado.
- Los embutidos, el jamón, el beicon y otros productos cárnicos están en la «lista negra». Contienen abundantes sales de nitrito que pueden causar enormes problemas al estómago del tipo sanguíneo A, pobre en ácidos.

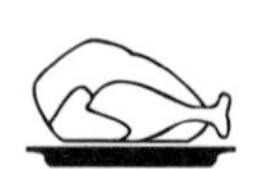

CARNES Y AVES

NEUTRO	PERJUDICIAL	
pollo	búfalo	ternera
pavo	pato	cordero
	faisán	perdiz
	oca	vaca/buey
	carnero	cerdo (también jamón y tocino)
	conejo/liebre	codorniz
	vísceras: corazón, hígado	caza (ciervo/corzo)

··· Qué debes saber sobre el pescado, los crustáceos y los moluscos

- Puedes comer pescado dos o tres veces por semana, aunque sólo pequeñas porciones.
- Lo mejor para ti son las variedades más grasas (columna izquierda). Con el pescado magro, como la platija o el lenguado, vuelven a entrar en juego determinadas lectinas. Estas proteínas han puesto sus miras en el conducto digestivo de las personas con el grupo sanguíneo A, que se irrita con su presencia.
- Con los caracoles sucede algo especial: los caracoles marinos no son recomendables para la digestión y, en cambio, los caracoles de viña sí.
  Estos últimos contienen lectinas muy eficaces que muestran su lado positivo en las personas con el grupo sanguíneo A y AB: pueden impedir que algunas células cancerígenas, por ejemplo en el cáncer de mama, se diseminen en las vías linfáticas.

PESCADO, CRUSTÁCEOS Y MOLUSCOS

SALUDABLE	NEUTRO	PERJUDICIAL
perca	pez de limón (medregal coronado)	anguila
bacalao	tiburón	sábalo (alosa)
carpa	lucio	ostras
salmón (sin ahumar)	corvinata real	barracuda
trucha asalmonada	lubina/róbalo	anjova
caballa	dorada	perca sol
chucla caramel	gallineta nórdica	platija
trucha arco iris	serrano arenero/baila	cangrejos de río
coregono lavareto	pargo	gambas/ langostinos
pargo colorado	pez espada	esturión beluga
sardinas	orejas de mar	fletán
rape	pez aguja	arenque (también ahumado)
corvina, verrugato	eperlano	bogavante/ langosta
caracoles de viña	esturión (sollo)	vieiras
mero	atún (blanco)	siluro
		caviar
		cangrejos de mar
		centollo/nécora
		caracoles de mar
		mejillones
		falso lenguado
		almejas
		boquerón (anchoas)
		eglefino
		merluza
		lenguado
		baila
		pulpo/calamar

nutrición grupo A

PESCADO, CRUSTÁCEOS Y MOLUSCOS

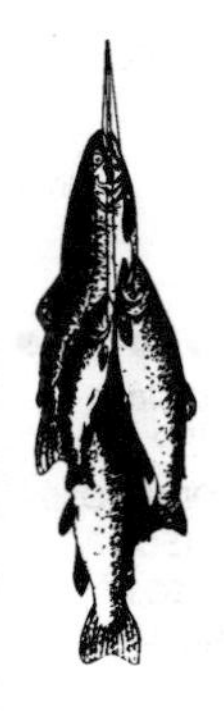

Qué debes saber sobre los productos lácteos, los quesos y los huevos

- Cuidado con los productos lácteos: para el tipo sanguíneo A, los anticuerpos de la sangre suelen ser enemigos de la lactosa. Tu estómago y tus intestinos se entienden mejor con la leche de soja y de cabra.
- Si tienes por costumbre desayunar un huevo cada día, cambia tus hábitos. Bastará con un «huevo biológico» de tarde en tarde. Esto también significa que prácticamente todo lo que esté preparado con huevo sólo debería estar en tu mesa muy de vez en cuando.

nutrición grupo A

PRODUCTOS LÁCTEOS, QUESOS Y HUEVOS

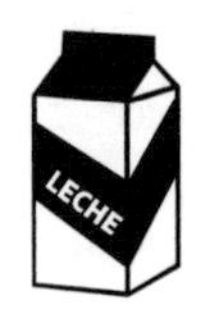

PRODUCTOS LÁCTEOS, QUESOS Y HUEVOS

SALUDABLE	NEUTRO	PERJUDICIAL	
tofu (cuajada/ queso de soja)	huevos	queso azul	monterrey jack
leche de soja	queso de granja	brie	queso montañés
	yogur (también de frutas)	mantequilla	neufchâtel
	helado de yogur	suero de mantequilla	parmesano
	kéfir	camembert	provolone
	mozzarella (bajo en grasas)	cheddar	cuajada/ requesón
	ricotta (bajo en grasas)	queso fresco con doble porcentaje de grasa	queso fundido
	leche agria	edamer	queso suizo
	queso de oveja	emmental	sorbetes, mantecados
	queso de cabra	queso blanco	
	leche de cabra	gouda	
		gruyère	
		jarlsberg	
		leche entera, desnatada	
		suero de leche	

··· Qué debes saber sobre los aceites y las grasas

- En la alimentación de las personas con el grupo sanguíneo A, la grasa no tiene demasiada importancia. Al menos por lo que se refiere a las cantidades. Respecto a la selección, es bien distinto: por ejemplo, el aceite de maíz y el de cártamo contienen lectinas que pueden causarte problemas digestivos.
- El aceite de oliva es mucho más digestivo y, comparado con el de linaza, seguramente también es el más sabroso.
- El aceite de colza debería ser pobre en ácido erúcico: en grandes cantidades se le considera perjudicial para la salud.
- Aún otra cosa: la mayonesa preparada, que suele estar elaborada con distintos aceites, debería quedar desterrada de tu despensa. Sustitúyela por aliños para ensalada pobres en grasas, elaborados sólo con los aceites recomendados como saludables o neutros.

ACEITES Y GRASAS

SALUDABLE	NEUTRO	PERJUDICIAL
aceite de linaza	aceite de hígado de bacalao	aceite de algodón
aceite de oliva	aceite de cacahuete	mantequilla
	aceite de soja	aceite de cártamo
	aceite de girasol	grasa, aceite de coco
		aceite de maíz
		aceite de sésamo

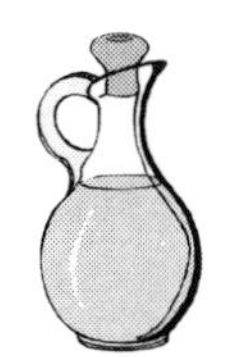

··· Qué debes saber sobre los frutos secos y las semillas

- Puedes tener siempre cacahuetes en casa. Contienen determinadas albúminas que son muy importantes sobre todo en una alimentación sin carne.
- Pélalos, pero no le quites la piel al fruto. En ella se encuentran lectinas provechosas (con efectos preventivos del cáncer).

●●●●●
nutrición grupo A
FRUTOS SECOS Y SEMILLAS

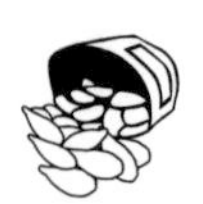

FRUTOS SECOS Y SEMILLAS		
SALUDABLE	NEUTRO	PERJUDICIAL
cacahuetes (también manteca de cacahuete)	castañas	anacardos
pipas de calabaza	avellanas	coco
	nueces americanas	nueces de Brasil
	nueces de macadamia	pistachos
	almendras	tamarindos
	semillas de amapola	
	nueces de pecana	
	piñones	
	semillas de sésamo (también pasta de sésamo, tahini)	
	pipas de girasol	
	nueces	

··· Qué debes saber sobre las legumbres

- Exceptuando las variedades de la columna derecha, con las legumbres estás en buena compañía. Y es que son suministradores de albúmina muy importantes para las personas del tipo de sangre A.
- Sin embargo, cuidado con las legumbres perjudiciales: contienen lectinas que obstruyen la producción de insulina. A la corta o a la larga, te depararán nuevos michelines y, además, comportan riesgo de contraer diabetes.

LEGUMBRES

SALUDABLE	NEUTRO	PERJUDICIAL
judías adzuki	judías verdes redondas	garbanzos
alubias carilla	alubias plancheta	alubias riñón
lentejas de Puy	habas	judías de Lima
judías verdes de mata baja	guisantes con vaina	alubias manteca
judías mung (verdes)	habas baby	alubias rojas
dolichos	guisantes verdes	
judías (verdes y rojas)	judías verdes de enrame	
alubias pintas	alubias blancas	
alubias negras		
soja (roja)		

●●●●●
nutrición grupo A
LEGUMBRES

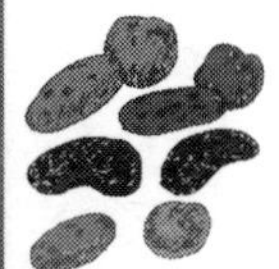

Qué debes saber sobre los cereales y sus derivados

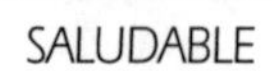

CEREALES Y DERIVADOS

SALUDABLE	NEUTRO		PERJUDICIAL
amaranto pan de harina de avena germinada pan de trigo germinado alforfón: ▪ pasta de alforfón (pasta soba) ▪ kascha (trigo duro tostado) harina de avena, avena triturada arroz: ▪ harina de arroz ▪ gofres de arroz centeno harina de soja (pan) topinambur (pasta) pan de germen de trigo	escanda: ▪ harina, pan de escanda ▪ pasta de escanda cebada: ▪ harina de cebada pan sin gluten avena: ▪ copos de avena ▪ salvado, bollería de salvado de avena mijo: ▪ pan de mijo ▪ mijo hinchado kamut (trigo egipcio) pan sueco maíz: ▪ cornflakes ▪ copos de maíz ▪ bollería de maíz ▪ harina, almidón de maíz quinoa (arroz de Perú)	arroz: ▪ arroz basmati ▪ arroz integral, pan de arroz integral ▪ arroz hinchado ▪ copos de arroz ▪ salvado de arroz ▪ arroz blanco ▪ arroz salvaje centeno: ▪ pan, copos de centeno ▪ semillas de centeno trigo: ▪ bulgur ▪ cuscús ▪ harina con gluten ▪ harina de trigo duro ▪ trigo integral triturado ▪ sémola de trigo ▪ harina de trigo con germen	pan y copos de cereales variados pan negro de Westfalia copos fundidos trigo: ▪ flor de harina (tipo 405 o 550) ▪ pan, bollería de trigo duro ▪ sémola de trigo duro ▪ pan ázimo ▪ pan de trigo integral ▪ pan de trigo ▪ copos de trigo ▪ germen de trigo ▪ salvado, bollería de salvado de trigo ▪ pasta de trigo ▪ trigo triturado

- Concede prioridad a los cereales de alta calidad de cosechas biológicas controladas. Deben poseer un poder de germinación del 90 %.
- Si utilizas harina de trigo con germen o sémola de trigo, deberías combinar el plato con frutas alcalinas como la piña, las ciruelas, el pomelo o cualquier otra de la columna «saludable» de la tabla de fruta. Esto minimizará el efecto acidificante en los músculos. Y es que el tipo de sangre A –a diferencia del grupo sanguíneo O– necesita tejidos muy alcalinos para estar realmente en forma.
- Importante: si sueles tener resfriados, produces muchas mucosidades o tienes tendencia a sufrir ataques de asma, los cereales integrales no son para ti. Tampoco te sirven para luchar contra los quilos de más. Los productos de harina de soja o de arroz te servirán mucho mejor.
- Comprueba que el pan de trigo germinado no se haya elaborado con cereales adicionales. En este caso, podría ser que el pan teóricamente digestivo incluyera indigestas lectinas de gluten.

Qué debes saber sobre las verduras

- Vitaminas, minerales, albúmina, hidratos de carbono, sustancias de lastre, etc., etc., etc. Aprovecharás mucho mejor los nutrientes sanos de las verduras si las hierves poco o las consumes crudas (siempre que sea posible).
- No obstante, algunas verduras no les sientan bien a las personas con el grupo sanguíneo A. Entre ellas se cuentan los tomates, cuyas proteínas también aglutina la sangre de otros grupos. Pero provocan más daños en los tipos de sangre A y B porque intervienen de forma masiva en la digestión.

- El ajo no sólo es de gran ayuda contra los vampiros. La liliácea de olor intenso, que contiene más de 200 sustancias, despliega enormes fuerzas sanitarias que todos podemos aprovechar. Pero hay que mencionarlo precisamente con el tipo de sangre A. Las sustancias antibacterianas y antivirus del ajo son sobre todo un apoyo al que su sistema de defensa endógeno da la bienvenida.

nutrición grupo A
VERDURAS

VERDURAS

SALUDABLE	NEUTRO	PERJUDICIAL
alfalfa (brotes tiernos)	helecho (brotes tiernos)	berenjenas
alcachofas	aguacate	champiñones blancos
bróculi	bambú (brotes tiernos)	ají
achicoria	coliflor	col china
col rizada verde	berros	patatas
repollo verde	daikon (nabo blanco japonés)	olivas (negras)
zanahorias	endibias	pimientos (amarillos, verdes, rojos)
ajo	canónigos	col lombarda
colinabo	hinojo	boniatos
calabaza común	cebolletas	tomates
puerro	mazorcas de maíz	col blanca
diente de león	pepino	ñame
acelgas	jengibre	
rábanos picantes	nabos	
okra (gombo)	lechuga	
chirivías	calabaza, todas las variedades excepto la común	
perejil	judía mung (brotes tiernos)	
lechuga romana	olivas (verdes)	
espinacas	pak-choi (col)	
topinambur	setas: abulón, pleurotos, enoki, maitake, portobello, shiitake, champiñón oscuro	
cebollas	achicoria roja	
	rabanitos (brotes tiernos)	
	rábanos	
	coles de Bruselas	
	remolacha roja	
	ruca	
	chalotes	
	algas	
	apio	
	espárragos	
	castañas de agua	
	calabacín	
	pimientos morrones	

Qué debes saber sobre la fruta

- Con la fruta sucede como con la verdura: aprovecha sus buenas cualidades. Come fruta por la mañana, a mediodía y por la noche.
- La fruta, no sólo cruda, también un poco elaborada (por ejemplo, en jalea o mermelada), enriquece los menús.
- Si consumes muchos cereales, será mejor que te ciñas a las frutas de la columna izquierda. Contribuyen a que el tejido muscular no presente tanta acidez.
- Mientras que la piña es la vencedora absoluta en cuestiones digestivas y metabólicas, los mangos y las papayas,

nutrición grupo A

FRUTAS

FRUTAS

SALUDABLE		NEUTRO		PERJUDICIAL
piña	ciruelas claudia	manzanas	kiwis	plátanos
albaricoques	limón	peras	kumquats	melón común
arándanos	ciruelas damascenas	dátiles	lima	melón cantalupo
bayas boysen		fresas	bayas Logan	mandarinas
zarzamoras		granadas	lychees	mango
higos (frescos y secos)		guayaba	nectarinas	naranjas
pomelo		frambuesas	melocotones	papaya
cerezas		saúco (bayas)	uvas pasas	ruibarbo
ciruelas (frescas y pasas)		grosellas (rojas y negras)	uva crespa (grosellas silvestres)	
arándanos rojos		caquis	sandía	
		higos chumbos	uva (blanca y negra)	
		carambolo		

que también poseen enzimas importantes, no pueden hacer nada por el grupo sanguíneo A.

- Cuidado con las naranjas: su acidez agrede la sensible mucosa gástrica del estómago más bien alcalino del tipo A. Aunque los pomelos o los limones sean también ácidos, el estómago no tiene problemas con ellos. Al contrario. Estos cítricos actúan de forma absolutamente positiva sobre la digestión a causa de sus efectos alcalinos.

··· Qué debes saber sobre los zumos de frutas y de verduras

- Diluye siempre los zumos espesos en agua.
- Toma con frecuencia zumos saludables porque tienen efectos alcalinos.
- No mezcles zumos de frutas y de verduras. Únicamente las manzanas y las zanahorias pueden redondear de vez en cuando el sabor de los distintos zumos.

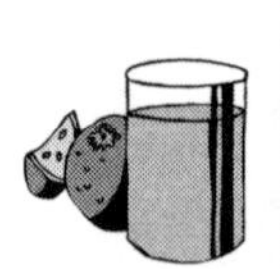

ZUMOS DE FRUTAS Y DE VERDURAS

SALUDABLE	NEUTRO	PERJUDICIAL
zumo de piña	mosto de manzana, sidra	zumo de naranja
zumo de albaricoques	zumo de manzana	zumo de papaya
zumo de ciruelas pasas	zumo de verduras (de las recomendadas)	zumo de tomate
zumo de pomelo	zumo de pepino	
zumo de zanahorias	zumo de col	
zumo de cerezas	zumo de arándanos rojos	
zumo de apio	zumo de uva	
zumo de limón (rebajado con agua)		

··· Qué debes saber sobre las especias y los condimentos

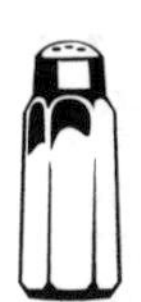

- Experimenta con condimentos elaborados con soja: el tamari, una salsa de sabor intenso, es un producto auxiliar en la elaboración del miso, que es una pasta de leche de soja fermentada y sal. A veces se le añaden cereales. El tamari se puede utilizar de una forma casi tan universal como las pastillas de caldo. El miso es un condimento picante para sopas, salsas, aliños o para dar más sabor a la mantequilla.
- Al comprar salsa de soja lee con detenimiento los datos de la etiqueta: según la variedad, además de soja fermentada pueden contener trigo (con gluten).
- En tu alimentación, lo dulce no está de más. Pero deberías hacer un uso muy moderado de la fruta en almíbar y de las verduras maceradas en vinagre. Los investigadores de los grupos sanguíneos tachan con lápiz rojo los platos que contienen vinagre tanto para el tipo sanguíneo A como para el O por sus efectos acidificantes contraproducentes. Según algunos estudios, las personas con un nivel bajo de ácidos gástricos son más propensas al cáncer de estómago. Estadísticamente, los grupos sanguíneos A y AB son los más afectados. Los científicos lo relacionan con el consumo abundante de alimentos fermentados o macerados en sustancias ácidas.
- En cualquier caso, renuncia al ketchup. No sólo porque contiene vinagre, producto que deberías racionar al máximo por los motivos ya mencionados. Sobre todo porque la carga concentrada de tomate no le sienta bien a tu sistema digestivo (ver también la tabla de verduras).
- Atención golosos: aunque el azúcar y el chocolate pertenezcan a la categoría de alimentos neutros, sólo podéis disfrutar de ellos con moderación.

nutrición grupo A

ESPECIAS Y CONDIMENTOS

ESPECIAS Y CONDIMENTOS

SALUDABLE	NEUTRO		PERJUDICIAL
malta	agar-agar	rábano picante	vinagre de manzana
jengibre	jarabe de arce	melisa	vinagre balsámico
ajo	extracto de algas (dulse, kelp)	menta (también menta piperita)	pimienta de Cayena
melaza (jarabe de azúcar)	anís	nuez moscada	vinagre blanco
miso (pasta de soja)	dulce de manzana	orégano	gelatina
mostaza	albahaca	pimentón	alcaparras
tamari (salsa de soja)	bergamota	perejil	mayonesa
	ajedrea	arruruz	pimienta (roja, blanca, negra)
	curry	pimienta de Jamaica	alimentos macerados en agridulce
	eneldo	romero	ketchup
	estragón	azafrán	vinagre de vino (tinto y blanco)
	clavo	salsas de ensalada	aceite esencial de gaulteria
	miel	salvia	salsa Worcester
	harina de algarroba (carob)	sal	
	cacao/ chocolate	cebollino	
	cardamomo	mostaza en polvo	
	perifollo	tapioca	
	cilantro	tomillo	
	comino	vainilla	
	cúrcuma	tartaro	
	laurel	canela	
	jarabe, almidón de maíz	azúcar (blanco y moreno)	
	mejorana	jarabe de azúcar	
	extracto de almendras		

Qué debes saber sobre las infusiones

nutrición grupo A
INFUSIONES

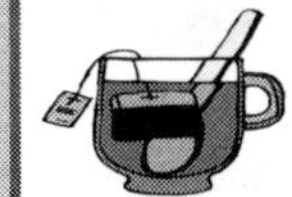

INFUSIONES

SALUDABLE	NEUTRO		PERJUDICIAL
alfalfa	marrubio	raíz de hidrastis canadiense	hierba gatera
áloe	verbena	perejil	acedera lengua de buey
valeriana	genciana	salvia	estigmas de maíz
ginseng	fresa (planta)	zarzaparrilla	ruibarbo
bardana	escutelaria	milenrama	trébol violeta
escaramujo	frambueso	sen	
jengibre	bolsa de pastor	regaliz	
hierba de san Juan	saúco	tomillo	
manzanilla	lúpulo	álsine	
cardo mariano	fárfara (tusilago)	abedul	
equinácea	tila japonesa	corteza de roble	
corteza de olmo americano	diente de león		
oxiacanto	mora		
	menta (también menta piperita)		

- Esta selección aspira a animar un poco el sistema inmunológico, más bien perezoso, de las personas con el grupo sanguíneo A (por ejemplo, con áloe, brotes tiernos de alfalfa, bardana y equinácea). También incluye hierbas para el corazón y la circulación, así como para una digestión en regla.
- No obstante, no conviertas ninguna de estas tisanas en algo permanente. Cambia de variedad a menudo. Las infusiones son remedios efectivos. Si persigues un efecto determinado, piensa que depende de la cantidad ade-

cuada y de la combinación de hierbas. Por lo tanto, infórmate antes –en la farmacia o en la herboristería– de las variedades que aparecen en las categorías «saludable» y «neutro» que son convenientes para realizar una mezcla óptima. En el terreno de la botánica, continuamente aparecen conocimientos científicos nuevos que podrían sernos muy útiles.

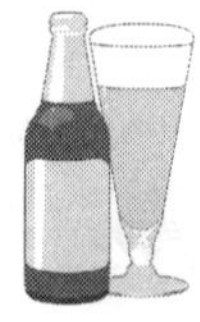

··· Qué debes saber sobre las bebidas

- Un vasito de vino tinto favorece al corazón y la circulación. Según recientes estudios realizados en Alemania, lo mismo sucede con el vino blanco. Sin embargo, las investigaciones aún no han concluido y la antigua creencia de los vinateros todavía no se puede cimentar sobre una base científica irrefutable.
- De vez en cuando, una taza de café tiene mucho sentido en las personas con el tipo de sangre A. El café atrae a los ácidos y contiene enzimas importantes que también se encuentran en la soja, como ya se ha comentado.
- Difícil de creer: no tomes cantidades industriales de café descafeinado. Nunca si tienes el colesterol alto. Precisamente esta bebida tan ensalzada por cuidar del corazón hace aumentar el colesterol.
- Respecto al agua, otra diferencia sutil: por agua natural se entiende agua de manantial o agua mineral natural. El agua de manantial proviene de yacimientos de agua subterráneos y debe ser embotellada directamente en el manantial. No necesita ser aprobada oficialmente. El agua mineral, por el contrario, se extrae directamente del subsuelo y debe contener sustancias minerales y oligoelementos naturales.

El agua de mesa es una mezcla elaborada por la industria a partir de agua potable, mineral y de manantial. Puede contener incluso agua salada o salobre, además de aditivos (por ejemplo, carbonato sódico).

- Junto al agua natural, habría que recomendar sobre todo el té verde. No sólo porque las sustancias que contiene estimulan el sistema nervioso central y, con ello, el rendimiento mental. La bebida nacional japonesa produce cierto efecto protector de la mucosa que previene contra el cáncer.

BEBIDAS

SALUDABLE	NEUTRO	PERJUDICIAL
café (también descafeinado)	agua de mesa	cerveza
té verde	vino blanco	refrescos de cola
agua natural		limonada light
vino tinto		limonada
		té negro
		licores

Grupo sanguíneo B

Una ojeada a lo más importante

Origen: nómadas, habitantes de las estepas.

Sistema digestivo: robusto. Tolera bien la carne (¡pero no el pollo!) y los productos lácteos, así como los alimentos vegetales.

Sistema inmunológico: fuerte y con capacidad de adaptación.

Recomendable: nutrición equilibrada mixta de carne, cereales, fruta y verduras.

··· Si se trata de mantener la línea...

... Ante todo, no combines tus comidas con maíz, alforfón, lentejas, cacahuetes, sésamo o productos derivados del trigo. Las lectinas que se introducen en el cuerpo con estos alimentos son muy diferentes, pero todas tienen algo en común: están en condiciones de disminuir la producción de insulina. Esta hormona del páncreas es la encargada, entre otras cosas, del nivel de azúcar en las células. Asimismo, estimula la reducción de hidratos de carbono y regula el nivel de glucosa en la sangre. Esto se puede apreciar, por ejemplo, en el cansancio que sobreviene después de comer. Las lectinas del gluten del germen de trigo y de los productos integrales también frenan el metabolismo en las personas con el grupo sanguíneo B. Con el resultado de que el cuerpo quema los alimentos a fuego lento. Todo lo que no puede ser transformado en energía, antes o después acaba depositándose en las células adiposas de las caderas, el trasero y el abdomen.

Un fenómeno: por sí solas, las lectinas del trigo importunan bastante menos el metabolismo del tipo B que, por ejemplo, el de sus congéneres del grupo sanguíneo O. Pero cuando coinciden con otras lectinas nocivas del maíz y sus derivados, afectan de forma drástica también al tipo B. Por eso, las personas de este grupo sanguíneo que quieran adelgazar deben excluir el trigo de su alimentación. Como contrapartida, no necesitan abandonar del todo los productos lácteos.

Productos que engordan al grupo sanguíneo B: alforfón • cacahuetes • maíz • sésamo • trigo.

Productos que adelgazan al grupo sanguíneo B: col rizada verde • huevos y productos lácteos desnatados • regaliz.

La nutrición ideal del grupo sanguíneo B

··· Qué debes saber sobre las carnes y las aves

- Renuncia a disfrutar del pollo. Es cierto que este tipo de carne es más magra que la de vacuno, pero a ti esta gratificación no te sirve de nada porque en los músculos del pollo se esconden lectinas nocivas para el grupo sanguíneo B. Estas sustancias penetran de forma tan masiva en la circulación sanguínea que incluso se las ha llegado a relacionar con el riesgo de padecer un ataque de apoplejía o disfunciones del sistema inmunológico.

CARNES Y AVES

SALUDABLE	NEUTRO	PERJUDICIAL
carnero	búfalo	pato
conejo/liebre	faisán	oca
cordero	vísceras: hígado	corazón
caza (ciervo/corzo)	ternera	pollo
	vaca/buey	perdiz
	pavo	cerdo
		tocino (graso y entreverado)
		codorniz

nutrición grupo B

CARNES Y AVES

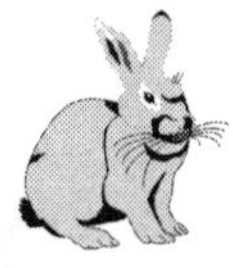

- Si no puedes prescindir de las aves de corral, con las variedades neutras (faisán y pavo) no haces nada malo. Estas aves no presentan la composición proteica que hace aglutinar la sangre del grupo B.
- Para tener la seguridad de que la mercancía es buena, compra sólo carne y aves de calidad, de cría controlada.

··· Qué debes saber sobre el pescado, los crustáceos y los moluscos

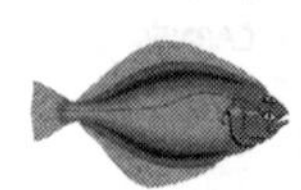

PESCADO, CRUSTÁCEOS Y MOLUSCOS

SALUDABLE	NEUTRO		PERJUDICIAL	
sábalo (alosa)	anjova	pez aguja	anguila	boquerón/ anchoas
platija	perca	corvina, verrugato	ostras	baila
lucio	tiburón	eperlano	barracuda	pulpo
fletán	arenque (también marinado)	atún (blanco)	percasol	caracoles de viña
bacalao	vieiras	calamar	cangrejos de río	
caviar	carpa		gambas/ langostinos	
trucha asalmonada	siluro		pez de limón (medregal coronado)	
caballa	salmón (sin ahumar)		esturión beluga	
chucla caramel	trucha arco iris		bogavante/ langosta	
dorada	coregono lavareto		cangrejos de mar	
gallineta nórdica	falso lenguado		lubina/ róbalo	
sardinas	serrano arenero		caracoles de mar	
eglecino	pargo		mejillones	
merluza	pez espada		almejas	
rape	orejas de mar			
lenguado				
esturión (sollo)				
mero				

- No hay ningún crustáceo o molusco adecuado para las personas del grupo sanguíneo B debido a las problemáticas combinaciones de proteína. Los paladares refinados no sólo deberán renunciar al bogavante y a los cangrejos de mar, sino también a los caracoles de viña, tan recomendados a los tipos de sangre A y AB por las importantes lectinas que contienen.
- Puedes proceder con el arenque (neutro) y también puedes seleccionar el arenque salado. Sin embargo, por lo que respecta al salmón, no se recomienda el ahumado.

> ***En tu menú, concede prioridad al pescado de pesca de altura como, por ejemplo, la caballa, la gallineta nórdica o la merluza. Son los menos sometidos a sustancias contaminantes***

··· Qué debes saber sobre los productos lácteos, los quesos y los huevos

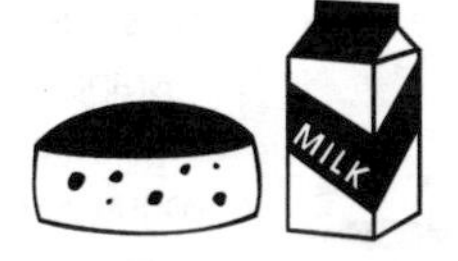

- Por lo general, las personas con el grupo sanguíneo B digieren bien la leche, a no ser que presenten intolerancia a la lactosa. Si aun así quieres enriquecer tu nutrición con leche, muchas veces un preparado de enzimas de lactosa ayuda a poner en marcha la digestión.

  Cuando lleves algún tiempo siguiendo la dieta de los grupos sanguíneos, puedes volver a añadir poco a poco productos lácteos a tu alimentación. Empieza con los hechos de leche fermentada como el yogur o el kéfir, en los que la lactosa está reducida en gran parte.

> ***Comparada con la leche de vaca, la leche de cabra ofrece muchas más vitaminas y sustancias minerales***

• Los productos de soja como, por ejemplo, el tofu, que en la mayoría de los casos son buenos sustitutos de los productos lácteos, no son precisamente la solución ideal para el tipo de sangre B, aunque sean neutros. Lo mejor es que te ciñas a los demás productos lácteos recomendados y a la carne y el pescado de las categorías «saludable» y «neutro» para cubrir de forma óptima tus necesidades de nutrientes importantes.

nutrición grupo B

PRODUCTOS LÁCTEOS, QUESOS Y HUEVOS

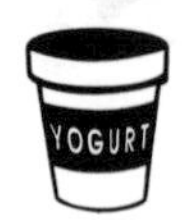

PRODUCTOS LÁCTEOS, QUESOS Y HUEVOS

SALUDABLE	NEUTRO		PERJUDICIAL
huevos	brie	monterrey jack	queso azul
queso de granja	mantequilla	queso montañés	queso fundido
queso blanco	suero de mantequilla	neufchâtel	mantecados
yogur/yogur de frutas	camembert	parmesano	
helado de yogur	cheddar	provolone	
kéfir	colby	cuajada/ requesón	
leche desnatada	queso fresco con doble porcentaje de grasa	tofu (cuajada/ queso de soja)	
mozzarella	edamer	leche de soja	
ricotta	emmental	sorbetes	
nata ácida	gouda	leche entera	
queso de oveja	gruyère		
queso de cabra	jarlsberg		
leche de cabra	suero de leche		

Qué debes saber sobre los aceites y las grasas

- De todos los aceites, el de oliva es, con mucho, el más digestivo. Dejando a un lado el aceite de linaza (neutro) y el de hígado de bacalao –no precisamente el más sabroso–, olvídate de los demás aceites porque sus lectinas aglutinan la sangre del grupo B.

ACEITES Y GRASAS

SALUDABLE	NEUTRO	PERJUDICIAL
aceite de mantequilla	mantequilla	aceite de algodón
aceite de oliva	aceite de hígado de bacalao	aceite de cacahuete
	aceite de linaza	aceite de cártamo
		grasa, aceite de coco
		aceite de maíz
		aceite de colza
		aceite de sésamo
		aceite de girasol

nutrición grupo B

ACEITES Y GRASAS

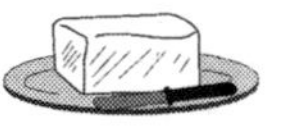

Qué debes saber sobre los frutos secos y las semillas

- Para picar entre horas, las variedades neutras son aceptables. Por lo demás, aquí no hay ninguna selección especialmente recomendable. Muchos frutos secos y semillas contienen proteínas que intervienen negativamente en el metabolismo del grupo sanguíneo B.

nutrición grupo B

FRUTOS SECOS Y SEMILLAS

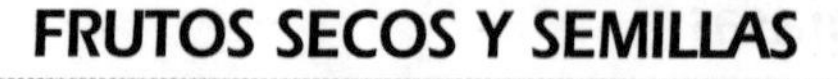

FRUTOS SECOS Y SEMILLAS

NEUTRO	PERJUDICIAL	
castañas	anacardos	piñones
nueces americanas	cacahuetes (también manteca de cacahuete)	pistachos
nueces de macadamia	avellanas	semillas de sésamo (también pasta de sésamo, tahini)
almendras	coco	pipas de girasol
nueces del Brasil	pipas de calabaza	
nueces de pecana	semillas de amapola	
tamarindos		
nueces		

Qué debes saber sobre las legumbres

nutrición grupo B

LEGUMBRES

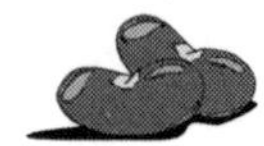

LEGUMBRES

SALUDABLE	NEUTRO	PERJUDICIAL
alubias riñón	alubias plancheta	judías adzuki
judías de Lima	habas	alubias carilla
alubias manteca	habas baby	lentejas de Puy
	guisantes verdes	dolichos
	guisantes con vaina	garbanzos
	judías mung (rojas, blancas, verdes)	lentejas (verdes, amarillas, rojas)
	soja	alubias pintas
	judías verdes de enrame	alubias negras

- Intenta averiguar qué legumbres de las recomendadas te sientan realmente bien, porque no todas las personas con el grupo sanguíneo B responden igual a esas variedades.

Qué debes saber sobre los cereales y sus derivados

- Con el trigo, te sucede lo mismo que al grupo sanguíneo O: al consumirlo, el motor del metabolismo suele funcionar con más lentitud, no se queman suficientes calorías y, antes o después, se acumulan los quilos de más.
- Concede prioridad a productos elaborados con granos de trigo germinado: los granos pierden su carga nociva de lectinas de gluten tan pronto germinan. Infórmate en tiendas de dietética y productos naturales en caso de que tu panadero te dedique una mirada llena de perplejidad.

> ***¿Has probado ya la quinoa? El grano de los incas, también llamado arroz de Perú, contiene mucha albúmina, vitaminas, sustancias minerales y ácidos grasos saturados***

- En el centeno se encuentra un tipo de lectinas que en determinadas circunstancias se adhieren a las paredes vasculares y pueden provocar trastornos circulatorios (con el riesgo de un ataque de apoplejía o un infarto de corazón). Los primeros síntomas de una mala circulación suelen ser manos y pies fríos con una temperatura corporal normal.
- En caso de duda, renuncia por completo a los productos derivados de cereales. Con la carne, pescado y productos lácteos ya absorbes nutrientes importantes.

nutrición grupo B

CEREALES Y DERIVADOS

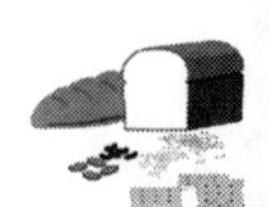

CEREALES Y DERIVADOS

SALUDABLE

- pan de trigo germinado
- escanda (semillas con cáscara)
- avena:
  - copos de avena
  - salvado de avena
  - harina de avena
- mijo:
  - mijo (cocido)
  - pan de mijo
- arroz:
  - arroz hinchado
  - salvado de arroz
  - harina de arroz
  - gofres de arroz
  - pan de arroz integral

NEUTRO

- pan/harina de escanda
- pan sin gluten
- pan/bollería de salvado de avena
- quinoa (arroz de Perú)
- arroz:
  - arroz basmati
  - arroz integral
  - copos de arroz
  - arroz blanco
- pan de soja
- trigo:
  - flor de harina (tipo 405 o 550)
  - sémola de trigo duro
  - trigo integral triturado (Graham)

PERJUDICIAL

- amaranto
- alforfón:
  - sémola de alforfón
  - pasta de alforfón (pasta soba)
  - kascha (alforfón tostado)
- cebada:
  - harina de cebada
- harina con gluten
- kamut (trigo egipcio)
- pan sueco
- maíz:
- cornflakes
  - harina, bollería de maíz
- mezclas de cereales variados
- pan negro de Westfalia
- centeno:
  - pan, harina de centeno
  - pan de germen de centeno
  - copos de centeno tostados
- topinambur (pasta)
- trigo:
  - bulgur
  - cuscús
  - trigo duro, harina de trigo duro
  - pan ázimo
  - trigo integral, pan de trigo integral
  - copos de trigo
  - sémola de trigo
  - germen de trigo, harina de germen de trigo
  - salvado de trigo, panecillos de salvado de trigo
  - harina de trigo (excepto flor de harina)
  - trigo triturado
- arroz salvaje

··· Qué debes saber sobre las verduras

- Mientras que las patatas y muchas variedades de col son tabú para los grupos sanguíneos O y A, tú puedes regocijarte por completo con estos alimentos.
- Disfruta de las verduras crudas o poco cocidas más a menudo y en pequeñas porciones.

VERDURAS

SALUDABLE	NEUTRO	PERJUDICIAL	
berenjenas coliflor bróculi ají col china col rizada verde repollo verde zanahorias pimientos chirivía perejil coles de Bruselas remolacha roja col lombarda shiitake (hongos) boniatos col blanca ñame	alfalfa (brotes tiernos) bambú (brotes tiernos) berros achicoria daikon (nabo blanco japonés) endibias/ escarola canónigos hinojo cebolletas pepino patatas ajo colinabo lechuga calabaza, todas las variedades excepto la común puerro diente de león	acelgas rábanos picantes okra (gombo) pak-choi (col) setas: abulón, pleurotos, champiñones, enoki, portobello, maitake achicoria roja ruca chalotes algas apio espárragos espinacas nabos castañas de agua calabacín pimientos morrones cebollas	alcachofas aguacate calabaza común mazorcas de maíz judía mung (brotes tiernos) olivas (verdes y negras) rabanitos rábanos rábano (brotes tiernos) tomates topinambur

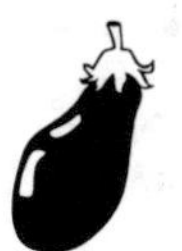

- Combina tus platos con col rizada verde tantas veces como quieras. Contiene mucho magnesio que beneficiará a tu cuerpo en muchos aspectos.
- Deberías evitar las verduras de la columna derecha. Alteran el metabolismo de las personas con el grupo sanguíneo B o les provocan reacciones alérgicas. Los tomates son especialmente arriesgados. Los anticuerpos del grupo sanguíneo B (y los del A) reaccionan con virulencia a las lectinas que contienen los tomates. Éstas no sólo aglutinan la sangre, también agreden las paredes del estómago.

··· Qué debes saber sobre la fruta

nutrición grupo B

FRUTA

FRUTA

SALUDABLE	NEUTRO	NEUTRO	PERJUDICIAL
piña	manzanas	kiwis	granadas
plátanos	albaricoques	kumquats	caquis
papaya	peras	lima	higos chumbos
ciruelas	arándanos	bayas Logan	carambolo
arándanos rojos	bayas Boysen	lychees	ruibarbo
ciruelas claudia	zarzamoras	mandarinas	
uva (negra y blanca)	dátiles	mango	
ciruelas damascenas	ciruelas pasas	melón	
	fresas	nectarinas	
	higos (frescos y secos)	naranjas	
	pomelo	melocotones	
	guayaba	uvas pasas	
	frambuesas	uva crespa (grosellas silvestres)	
	saúco (bayas)	sandía	
	grosellas (rojas y negras)	limón	
	cerezas		

- Si tienes tendencia a padecer de flato, deberías comer piña regularmente. Esta fruta exótica contiene enzimas (bromelaína) que facilitan la digestión. La piña también le echará una mano a tu metabolismo si con la dieta de los grupos sanguíneos tienes que acostumbrarte a consumir algunos alimentos inusuales para ti, como carne y leche.
- Al contrario que los demás grupos sanguíneos, tú no tienes que apartarte de la fruta. Dado que no es fácil desequilibrar la relación ácido-alcalino en el tipo de sangre B, puedes servirte fruta ácida en abundancia.
- Come fruta fresca del tiempo varias veces al día. En los supermercados suelen tener siempre «fruta de temporada» de todos los rincones del mundo.

··· Qué debes saber sobre los zumos de frutas y de verduras

ZUMOS DE FRUTAS Y DE VERDURAS

SALUDABLE	NEUTRO	PERJUDICIAL
zumo de piña	mosto de manzana, sidra	zumo de tomate
zumo de col	zumo de manzana	
zumo de papaya	zumo de albaricoques	
zumo de arándanos rojos	zumo de ciruelas pasas	
zumo de uva	zumo de verduras (de las recomendadas, de pepino y de apio)	
	zumo de pomelo	
	zumo de cerezas (guindas)	
	zumo de naranja	
	zumo de limón (rebajado con agua)	

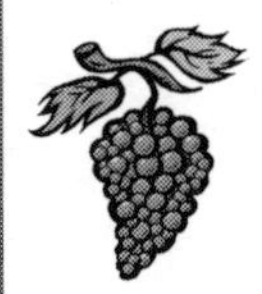

- Excepto zumo de tomate, que deberás rechazar por la fuerte reacción de anticuerpos que provoca en el grupo sanguíneo B, puedes beber cualquier zumo que te apetezca de los que se recomiendan expresamente a tu grupo sanguíneo.
- Si es posible, no mezcles zumos de frutas y de verduras. Sólo las zanahorias y las manzanas son siempre compatibles en un cóctel.

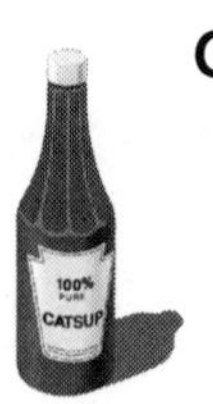

Qué debes saber sobre las especias y los condimentos

- No todos los condimentos se digieren igual de bien. Sobre todo las personas con alergia deben moderar, al iniciar la dieta de los grupos sanguíneos, el uso de los condimentos clasificados como neutros.
- Tacha de tu lista de ingredientes la pimienta molida, tanto la negra como la blanca, y también el ketchup. Las lectinas que contienen hacen que se aglutinen las plaquetas de la sangre.
- Asimismo, debes evitar la malta y la canela, porque estos condimentos suelen golpear a las personas con el grupo sanguíneo B en el estómago.
- El azúcar, el chocolate y la miel, como ingredientes neutros, pueden endulzarte la vida.
- Utiliza el jarabe de arce con moderación. Se compone de un 65 % de azúcar.
- Los investigadores de los grupos sanguíneos del entorno de D'Adamo incluyen el tan apreciado vinagre en la sección de los ingredientes neutros para el grupo sanguíneo B. Enhorabuena. Según los expertos, los demás grupos sanguíneos deben renunciar por completo al jugo amargo. Dado que las personas con el grupo san-

guíneo B han heredado de sus antepasados un sistema digestivo extraordinariamente robusto, el vinagre puede dar el toque «picante» de costumbre, al menos de vez en cuando, a las ensaladas y a los platos de pescado.

ESPECIAS Y CONDIMENTOS

SALUDABLE	NEUTRO	PERJUDICIAL
pimienta de Cayena	agar-agar	gelatina
curry	jarabe de arce	malta
jengibre	extracto de algas (dulse, kelp)	jarabe de maíz
rábano picante	anís	almidón de maíz
perejil	vinagre de manzana	extracto de almendras
	vinagre balsámico	pimienta (negra y blanca)
	albahaca	arruruz
	bergamota	tapioca
	ajedrea	ketchup
	eneldo	canela
	estragón	
	clavo	
	miel	
	harina de algarroba (carob)	
	cacao/chocolate	
	alcaparras	
	cardamomo	
	perifollo	
	ajo	
	cilantro	
	comino	
	cúrcuma	
	laurel	
	mejorana	
	melaza (jarabe de azúcar)	
	menta (también menta piperita)	
	miso (pasta de soja)	
	nuez moscada	
	orégano	
	pimentón	
	pimienta en copos (roja)	
	pimienta en grano	
	pimienta de Jamaica	
	romero	
	azafrán	
	salvia	
	sal	
	cebollino	
	mostaza (también mostaza en polvo)	
	salsa de soja	
	tomillo	
	vainilla	
	vinagre de vino (tinto y blanco)	
	tartaro	
	salsa Worcester	
	azúcar (blanco y moreno)	

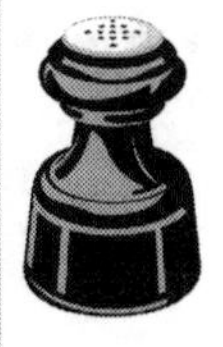

Qué debes saber sobre las infusiones

- La diversidad de sustancias que contiene el regaliz impiden que descienda el nivel de glucosa en la sangre y apoyan el trabajo defensivo del sistema inmunológico destruyendo virus. Asimismo, en medicina natural se aprecian desde hace mucho tiempo sus propiedades expectorantes, antiinflamatorias, antiespasmódicas y purgantes.

nutrición grupo B

INFUSIONES

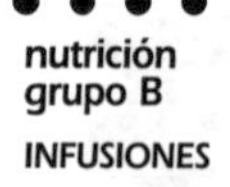

INFUSIONES

SALUDABLE	NEUTRO		PERJUDICIAL
ginseng	alfalfa	zarzaparrilla	áloe
bardana	valeriana	milenrama	genciana
escaramujo (gabarda)	verbena	equinácea	escutelaria
frambueso (hojas)	fresa (hojas)	tomillo	bolsa de pastor
jengibre	té verde	corteza de olmo	lúpulo
perejil	saúco	álsine	fárfara (tusilago)
hierbabuena	hierba de san Juan	abedul	gordolobo (verbasco)
salvia	manzanilla	oxiacanto	tila
regaliz	acedera lengua de buey	corteza de roble	estigmas de maíz
	diente de león	marrubio	ruibarbo
	cardo mariano		trébol violeta
	mora		sen
	menta (también hierba gatera)		

Qué debes saber sobre las bebidas

- Evidentemente, además de las bebidas que se incluyen en esta lista, puedes satisfacer tu necesidad de ingerir líquidos con zumos de frutas y verduras de las columnas «saludable» y «neutro», así como con las infusiones recomendadas.
- Intenta sustituir poco a poco el café o el té negro por té verde. Contiene vitaminas (entre otras, B y K) y también una proporción conveniente de teína (cafeína) que no tiene propiedades excitantes sino más bien estimulantes.

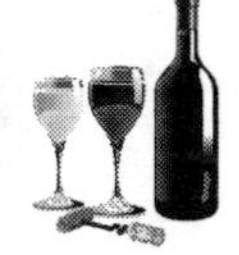

BEBIDAS

SALUDABLE	NEUTRO	PERJUDICIAL
té verde	cerveza	refrescos de cola
agua natural (agua de manantial, agua mineral)	café (también descafeinado)	limonada light
	té negro	limonada
	agua de mesa	licores
	vino (tinto y blanco)	

Grupo sanguíneo AB

Una ojeada a lo más importante

Origen: caucásicos, mongoles.

Sistema digestivo: tolera la nutrición equilibrada mixta con moderación.

Sistema inmunológico: capacidad de adaptación extraordinaria.

Recomendable: carne, pescado, productos lácteos (fermentados), legumbres, cereales, fruta y verdura.

··· Si se trata de mantener la línea...

... La carne roja, las alubias riñón y las judías de Lima, los frutos secos y las semillas, el maíz y el alforfón no deben aparecer en la lista de la compra.

Puesto que el grupo sanguíneo AB es una alianza moderna de los tipos A y B, tiene algo de los dos. Los alimentos que sientan bien o mal a las personas del tipo sanguíneo A o B suelen ser tolerados de igual manera por el tipo AB. Pero, en este caso, la regla también tiene excepciones: hay ciertas lectinas, por ejemplo en los tomates, que provocan aglutinación en la sangre de los grupos A y B. Sin embargo, en el grupo sanguíneo AB se reprimen de un modo sorprendente. Por lo tanto, los que tienen este tipo de sangre pueden disfrutar de todas las variedades de tomate.

También digieren el gluten de trigo mejor que los grupos sanguíneos O, A y B. Pero olvídate del trigo si pesas demasiado. Provoca una reacción ácida en el tejido muscular. Las calorías se diluyen mejor si tu tejido muscular es ligeramente alcalino.

Productos que engordan al grupo sanguíneo AB: alforfón • alubias riñón • carne roja • frutos secos y semillas • judías de Lima • maíz • trigo.

Productos que adelgazan al grupo sanguíneo AB: col rizada verde • productos lácteos • tofu.

La nutrición ideal del grupo sanguíneo AB

··· Qué debes saber sobre las carnes y las aves

- No tienes que renunciar de ningún modo a la carne. Después de todo, la carne, las aves y la caza suministran vitaminas importantes del complejo B, vitamina A, D y E, sustancias minerales (magnesio, potasio y calcio) y oligoelementos (fósforo, hierro, selenio, manganeso y yodo). El cuerpo transforma la valiosa albúmina de la carne casi íntegramente en albúmina endógena. Por lo tanto, puedes comer carne incluso dos o tres veces por semana, aunque sólo porciones pequeñas de las variedades saludables o, si es necesario, de faisán (neutro). Esto ayuda al organismo a asimilar las proteínas animales.

CARNES Y AVES

SALUDABLE	NEUTRO	PERJUDICIAL	
carnero	faisán	búfalo	cerdo (también jamón)
conejo/liebre	vísceras: hígado	pato	tocino (graso y entreverado)
cordero		oca	codorniz
pavo		pollo	caza (ciervo/ corzo)
		vísceras: corazón	
		ternera	
		perdiz	
		vaca/buey	

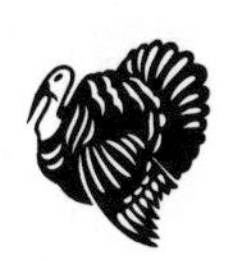

Al igual que las personas con el grupo sanguíneo A, las del tipo AB producen pocos ácidos gástricos. Por este motivo, sería mejor que tacharas de tu menú los productos cárnicos ahumados o curados.

- Un legado del grupo sanguíneo B es que la carne de pollo y de gallina no te sienta bien. Las lectinas que contiene aglutinan también la sangre del tipo AB.
- Come sólo excepcionalmente vísceras como hígado y corazón (carne muscular). Debería ser sólo de animales jóvenes, ya que sus órganos aún no han acumulado demasiados metales pesados contraproducentes.

··· Qué debes saber sobre el pescado, los crustáceos y los moluscos

- Algunos pescados y mariscos contienen lectinas que hacen trabajar demasiado tanto al tipo de sangre A como al AB. Por ejemplo, el grupo sanguíneo A y el AB no aceptan ni el lenguado ni la platija.
- Si los caracoles de viña no se cuentan entre tus platos preferidos, pruébalos a la primera oportunidad. Los pequeños bocados no quitan el hambre pero ofrecen ciertas lectinas que pueden ser importantes para el sistema inmunológico (por ejemplo, en la lucha contra el cáncer) de las personas con el grupo sanguíneo A o AB.
- Los caracoles de mar no contienen nada semejante. Al contrario. Pertenecen al grupo de alimentos que no deberías consumir.

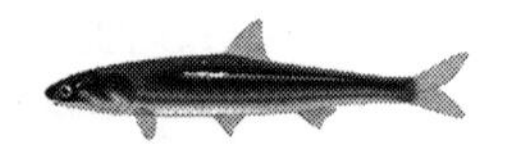

nutrición grupo AB

PESCADOS, CRUSTÁCEOS Y MOLUSCOS

PESCADOS, CRUSTÁCEOS Y MOLUSCOS

SALUDABLE	NEUTRO	PERJUDICIAL
sábalo (alosa)	anjova	anguila
lucio	perca	ostras
bacalao	tiburón	barracuda
trucha asalmonada	arenque, fresco	perca sol
caballa	vieiras	platija
chucla caramel	carpa	cangrejos de río
trucha arco iris	siluro	gambas/ langostinos
gallineta nórdica	caviar	pez de limón
pargo colorado	salmón	fletán
sardinas	mejillones	bogavante/ langosta
merluza	coregono lavareto	cangrejos de mar
rape	falso lenguado	lubina (róbalo)
pez aguja	serrano arenero	caracoles de mar
esturión (sollo)	pargo	almejas
atún (blanco)	pez espada	boquerón (anchoas)
caracoles de viña	orejas de mar	eglefino
mero	corvina	lenguado
	eperlano	pulpo
	calamar	

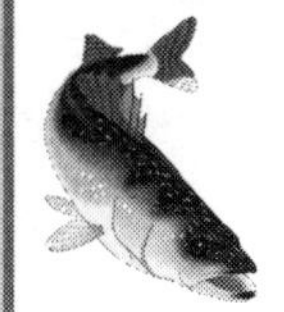

Qué debes saber sobre los productos lácteos, los quesos y los huevos

- No pasan desapercibidas ciertas similitudes con los grupos sanguíneos A y B:

nutrición grupo AB
PRODUCTOS LÁCTEOS, QUESOS Y HUEVOS

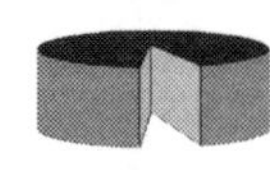

PRODUCTOS LÁCTEOS, QUESOS Y HUEVOS

SALUDABLE	NEUTRO	PERJUDICIAL
queso de granja	cheddar	queso azul
queso blanco	colby	brie
yogur	queso fresco con doble porcentaje de grasa	mantequilla
kéfir	edamer	suero de mantequilla
mozzarella	huevos	camembert
ricotta	emmental	parmesano
nata ácida (baja en grasas)	gouda	provolone
queso de oveja	gruyère	queso fundido
queso de cabra	jarlsberg	sorbetes
leche de cabra	helado de yogur	mantecados
	leche desnatada	leche entera
	suero de leche (para beber)	
	monterrey jack	
	queso montañés	
	neufchâtel	
	cuajada/requesón	
	queso suizo	
	tofu (cuajada/queso de soja)	
	leche de soja	

Los productos de leche fermentada como el yogur y el kéfir te sientan tan bien como al tipo sanguíneo B. El suero de leche, producto derivado de la elaboración de quesos, no es tan ideal debido a algunas de las sustancias que contiene. Deberías evitar por completo el suero de la mantequilla (no confundir con la leche cuajada o agria que se elabora añadiendo determinadas bacterias de ácido láctico, al igual que el yogur), que, además de grasa, incluye todas las sustancias nutritivas y propiedades de la leche, pero también algunas lectinas problemáticas.

- Si sueles tener problemas con los bronquios o con los senos nasales y también si tienes tendencia a padecer otitis, deberías limitar el consumo de productos lácteos, puesto que hacen aumentar la producción de mucosidades.
- De vez en cuando come un huevo para cubrir tu necesidad de albúmina. En este alimento no se encuentran lectinas como las que contiene la carne de pollo.

··· Qué debes saber sobre los aceites y las grasas

ACEITES Y GRASAS

SALUDABLE	NEUTRO	PERJUDICIAL
aceite de oliva	aceite de mantequilla	aceite de algodón
	aceite de hígado de bacalao	mantequilla
	aceite de cacahuete	aceite de cártamo
	aceite de linaza	grasa, aceite de coco
	aceite de colza	aceite de maíz
		aceite de sésamo
		aceite de girasol

nutrición grupo AB

ACEITES Y GRASAS

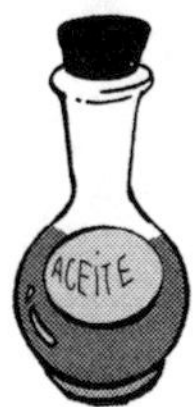

- Aunque el deseo de albúmina animal de vez en cuando sea mayor de lo que te permite una escasa secreción de jugos gástricos, deberías anteponer a las grasas animales el aceite de oliva, rico en ácidos grasos saturados.
- Escoge aceite de colza pobre en ácido erúcico. En grandes cantidades se le considera perjudicial para la salud.

··· Qué debes saber sobre los frutos secos y las semillas

nutrición grupo AB

FRUTOS SECOS Y SEMILLAS

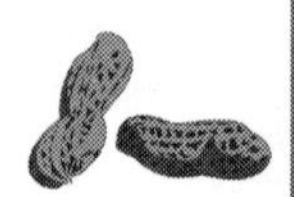

FRUTOS SECOS Y SEMILLAS		
SALUDABLE	NEUTRO	PERJUDICIAL
cacahuetes (también manteca de cacahuete)	anacardos	avellanas
castañas	nueces americanas	coco
nueces	nueces de macadamia	pipas de calabaza
	almendras	semillas de amapola
	nueces de Brasil	nueces de pecana
	piñones	semillas de sésamo (también pasta de sésamo, tahini)
	pistachos	pipas de girasol
	tamarindos	

- De vez en cuando, un par de frutos secos ayudan a cubrir la necesidad de proteínas. Pero cuidado: las lectinas que contienen entorpecen la secreción de insulina en el grupo sanguíneo B. Y, puesto que el tipo de sangre AB ha tomado algo tanto del grupo sanguíneo A como del B, podrían tener efectos contraproducentes para la digestión y el metabolismo.

Qué debes saber sobre las legumbres

- En este caso, los grupos sanguíneos antecesores, A y B, no siempre son tus padrinos. Las lentejas de Puy y las alubias pintas son bienvenidas en el tipo AB, mientras que los anticuerpos del grupo sanguíneo B sienten una gran aversión hacia las lectinas que estas variedades contienen.

LEGUMBRES

SALUDABLE	NEUTRO	PERJUDICIAL
lentejas verdes	lentejas de Puy	judías adzuki
alubias manteca	judías verdes redondas	alubias carilla
alubias pintas	alubias plancheta	habas baby
alubias rojas	habas	garbanzos
soja (roja)	guisantes con vaina	alubias riñón
	judías mung (verdes)	judías de Lima
	guisantes verdes	alubias negras
	lentejas rojas	
	judías verdes de enrame	
	alubias blancas	

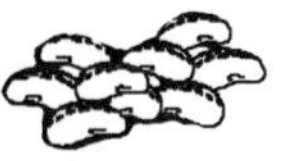

··· Qué debes saber sobre los cereales y sus derivados

nutrición grupo AB

CEREALES Y DERIVADOS

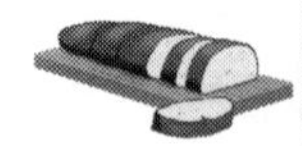

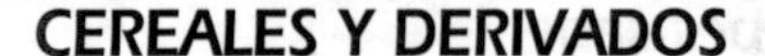

CEREALES Y DERIVADOS

SALUDABLE	NEUTRO	PERJUDICIAL
escanda avena (copos, salvado, harina) mijo, pan de mijo, puré de mijo pan de germen pan sueco arroz: ▪ arroz basmati ▪ arroz integral ▪ arroz hinchado ▪ salvado/harina de arroz ▪ gofres de arroz ▪ pan de arroz integral ▪ arroz blanco y salvaje pan de germen de centeno copos de centeno tostados harina (pan) de centeno pan de soja trigo: ▪ pan de trigo germinado ▪ pan de germen de trigo ▪ harina de trigo con germen	amaranto pan/harina de escanda cebada (semillas) pan sin gluten harina con gluten pan/panecillos de salvado de avena pan de cereales variados pan negro de Westfalia quinoa (arroz de Perú) copos de arroz copos/granulado de soja trigo: ▪ flor de harina (tipo 405 o 550) ▪ cuscús ▪ sémola de trigo duro ▪ harina de trigo duro ▪ pan ázimo ▪ pan de trigo integral ▪ harina de trigo integral ▪ trigo integral triturado ▪ germen de trigo ▪ salvado/bollería de trigo ▪ harina/pan de trigo ▪ trigo triturado	alforfón: ▪ pasta de alforfón (pasta soba) ▪ kascha (alforfón tostado) bulgur harina de cebada kamut (trigo egipcio) maíz: ▪ cornflakes ▪ harina/almidón de maíz ▪ panecillos de harina de maíz topinambur (pasta)

- En el caso del trigo se aplica la misma norma que rige para el tipo sanguíneo A: come el mínimo posible. El motivo: el núcleo acidificante de los granos de trigo modifica la relación ácido-alcalino. La consecuencia: en el tipo de sangre A y en el AB, el tejido muscular reacciona con relativa acidez; en cambio, en los grupos O y B la reacción es bastante alcalina, efectos inoportunos en ambos casos. El tipo de sangre AB digiere bien el germen de trigo.

> ***Las semillas de amaranto se muelen para elaborar pan y productos de bollería. Los brotes y las hojas se degustan en ensalada***

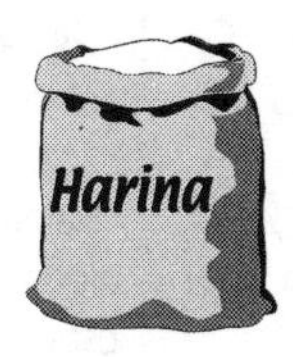

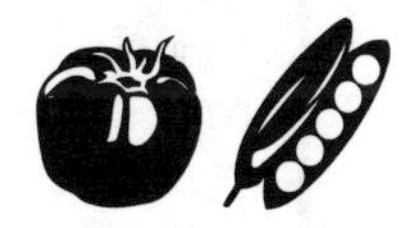

··· Qué debes saber sobre las verduras

- Los tomates no se encuentran en la lista de las verduras más recomendables, pero se sientan en el banco de los reservas. Mientras que las lectinas de esta solanácea no se avienen con los tipos de sangre A y B, curiosamente con el grupo sanguíneo AB se reprimen. La sangre del tipo O también se las arregla bien con ellas.
- Come verduras y ensaladas a menudo y en abundancia. Las sustancias bioactivas saludables de los alimentos vegetales ricos en vitaminas favorecen sobre todo al sistema inmunológico del tipo de sangre AB, a menudo débil.

nutrición
grupo AB
VERDURA

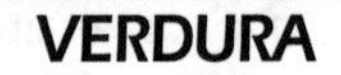

SALUDABLE	NEUTRO		PERJUDICIAL
alfalfa (brotes tiernos)	bambú (brotes tiernos)	okra (mungo)	alcachofas
berenjenas	berros	olivas (verdes)	aguacate
coliflor	achicoria	pak-choi (col)	ají
bróculi	col china	setas: abulón, pleurotos, champiñones, enoki, portobello, shiitake	mazorcas de maíz
col rizada verde	daikon (nabo blanco japonés)	achicoria roja	judía mung (brotes tiernos)
repollo verde	endibias, escarola	coles de Bruselas	olivas (negras)
pepino	canónigos	col lombarda	pimientos (verdes, amarillos, rojos)
ajo	hinojo	ruca	rabanitos (también brotes tiernos)
diente de león	cebolletas	chalotes	rábanos (también brotes tiernos)
maitake (hongos)	calabaza común, pepino	algas	topinambur
chirivías	jengibre	espárragos	
perejil	zanahorias	espinacas	
remolacha roja	patatas	nabos	
apio	colinabo	tomates	
boniato	lechuga	castañas de agua	
ñame	puerro	col blanca	
	acelgas	calabacín	
	rábanos picantes	cebollas	

··· Qué debes saber sobre la fruta

- Las naranjas perturban la reabsorción de minerales en el conducto digestivo y, además, irritan la mucosa sensible del estómago de las personas con el tipo sanguíneo AB.

Por eso, como tus congéneres del grupo sanguíneo A, debes renunciar a esta fruta cuanto antes.
Una alternativa destacada es el pomelo, también ligeramente ácido. Esta fruta es un cítrico, pero curiosamente no agrede las paredes del estómago.

FRUTA

SALUDABLE	NEUTRO	PERJUDICIAL
piña	manzanas	plátanos
higos (frescos y secos)	albaricoques	granadas
pomelo	peras	guayaba
cerezas	arándanos	caquis
kiwis	bayas Boysen	higos chumbos
ciruelas	zarzamoras	carambolo
arándanos rojos	dátiles	mango
ciruelas claudia	ciruelas pasas	naranjas
uva crespa (grosellas silvestres)	fresas	ruibarbo
uva (negra y blanca)	frambuesas	
limón	saúco (bayas)	
ciruelas damascenas	grosellas (rojas y negras)	
	melón de cantalupo	
	kumquats	
	lima	
	lychees	
	mandarinas	
	melón	
	nectarinas	
	papaya	
	melocotones	
	uvas pasas	

- Los plátanos, considerados por regla general muy provechosos, también perturbarán tu digestión. Pero, en este caso, el responsable no es la propia fruta sino las lectinas que afectan específicamente a uno u otro grupo sanguíneo, que chocan con una enconada resistencia en el tipo de sangre AB. El vacío que dejan en el menú se puede cubrir con otros suministradores de potasio como son los albaricoques, los higos, las cerezas o la sandía.

··· Qué debes saber sobre los zumos de frutas y de verduras

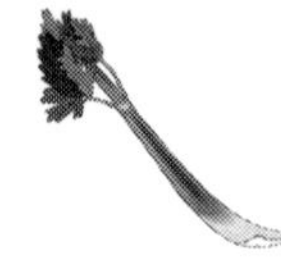

ZUMOS DE FRUTAS Y DE VERDURAS

SALUDABLE	NEUTRO	PERJUDICIAL
zumo de zanahoria	zumo de piña	zumo de naranja
zumo de cerezas (guindas)	mosto de manzana, sidra	
zumo de col	zumo de manzana	
zumo de papaya	zumo de albaricoque	
zumo de arándanos rojos	zumo de ciruelas pasas	
zumo de apio	zumo de verduras (de las recomendadas)	
zumo de uva	zumo de pomelo	
	zumo de pepino	
	zumo de tomate	
	zumo de limón (rebajado con agua)	

- Según el Dr. D'Adamo, beber en ayunas un vaso de agua caliente con el zumo de medio limón libera a las personas del tipo sanguíneo AB de las mucosidades superfluas.
  A continuación, deberías beber un vaso de zumo de pomelo o de papaya rebajado con agua. Por lo demás, tus favoritos deberían ser los zumos clasificados como saludables.
- Como siempre, una indicación: los zumos de frutas y de verduras no deben mezclarse. Sólo las manzanas y las zanahorias pueden añadirse sin problema a todos los zumos. En las mezclas, procura que los zumos de verduras verdes siempre se combinen con variedades de verduras suaves, por ejemplo, perejil y espinacas con apio o zanahorias.

··· Qué debes saber sobre las especias y los condimentos

Mostaza

- Las recomendaciones de la dieta de los grupos sanguíneos no sólo se basan en las lectinas de los alimentos que provocan efectos específicos en cada grupo sanguíneo. Las personas con el tipo de sangre AB deberían dejar de lado muchas especias y combinaciones de especias porque tienen un sistema digestivo sumamente sensible. Los científicos se cuestionan si el vinagre pertenece al grupo de los condimentos perjudiciales. Algunos opinan que sólo en grandes cantidades puede alterar el equilibrio ácido-alcalino. En cambio, el Dr. D'Adamo advierte de que el vinagre es acidificante y recomienda a las personas del grupo sanguíneo AB que se abstengan de consumir el amargo elixir. Si el estómago suele crearte problemas, deberías utilizar el vinagre con mucha moderación... o no utilizarlo.

- Puedes redondear tus platos con mayonesa y salsas para ensaladas en pequeñas cantidades.

nutrición grupo AB

ESPECIAS Y CONDIMENTOS

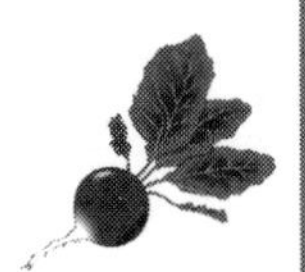

ESPECIAS Y CONDIMENTOS

SALUDABLE	NEUTRO	NEUTRO	PERJUDICIAL
curry	agar-agar	mejorana	anís
ajo	jarabe de arce	melaza (jarabe de azúcar)	gelatina
rábano picante	extracto de algas (dulse, kelp)	menta (menta piperita)	malta
miso (pasta de soja)	vinagre de manzana	nuez moscada	alcaparras
perejil	vinagre balsámico	pimentón	jarabe/almidón de maíz
	albahaca	arruruz	extracto de almendras
	bergamota	pimienta de Jamaica	pimienta (en copos, en grano y pimienta de Cayena)
	ajedrea	romero	alimentos macerados en agridulce
	eneldo	azafrán	tapioca
	estragón	salvia	ketchup
	clavo	sal	vinagre de vino blanco
	miel	cebollino	salsa Worcester
	jengibre en polvo	mostaza (también mostaza en polvo)	
	harina de algarroba (carob)	tamari (salsa de soja)	
	cacao/chocolate	tomillo	
	cardamomo	vainilla	
	perifollo	vinagre de vino tinto	
	cilantro	tartaro	
	comino	canela	
	cúrcuma	azúcar	
	laurel		

Qué debes saber sobre las infusiones

- Ninguna tisana, por mucho que te guste su sabor, está indicada para un consumo duradero. Aún no se han estudiado todas las sustancias que contienen las hierbas. Junto a los efectos deseados, a largo plazo podrían aparecer efectos secundarios.
- Endulza el té sólo si es absolutamente imprescindible.

nutrición
grupo AB
INFUSIONES

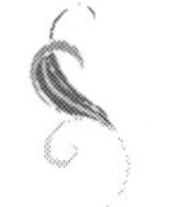
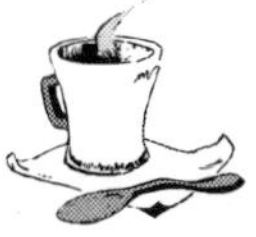

INFUSIONES

SALUDABLE	NEUTRO		PERJUDICIAL
alfalfa	valeriana	zarzaparrilla	áloe
fresa (hojas)	cayena	milenrama	genciana
ginseng	verbena	tomillo	escutelaria
bardana	frambueso (hojas)	corteza de olmo	bolsa de pastor
té verde	saúco	álsine	lúpulo
escaramujo (gabarda)	hierba de san Juan	abedul	gordolobo (verbasco)
jengibre seco	acedera lengua de buey	corteza de roble	tila
manzanilla	diente de león	marrubio	estigmas de maíz
equinácea	mora		ruibarbo
regaliz	menta (también hierba gatera)		trébol violeta
oxiacanto	raíz de hidrastis canadiense		sen
	perejil		
	Pfefferminze		
	salvia		

··· Qué debes saber sobre las bebidas

- El hecho de que el café se encuentre entre las bebidas recomendadas no te da carta blanca para disfrutarlo en cantidades industriales. El café sienta bien a las personas con el grupo sanguíneo AB porque estimula su escasa secreción de jugos gástricos. No es seguro que esto también valga para el café descafeinado. En opinión de algunos expertos, incluso es útil contra el ardor de estómago, ya que, según sus investigaciones, forma menos ácidos que el café normal. Por lo tanto, aquí también se aplica lo siguiente: averigua por tu cuenta cómo te sienta el brebaje oscuro, con o sin cafeína.

BEBIDAS

SALUDABLE	NEUTRO	PERJUDICIAL
café	cerveza	refrescos de cola
té verde	agua de mesa (también con gas)	limonada light
agua natural (agua de manantial, agua mineral)	vino tinto	limonada
	vino blanco	té negro
		licores

PARA TODOS LOS GRUPOS SANGUÍNEOS: LOS ALIMENTOS SALUDABLES DE LA «A» A LA «Z»

A

aceite de linaza **O, A**
aceite de mantequilla **B**
aceite de oliva **O, A, B, AB**
acelgas **O, A**
achicoria **O, A**
agua **O, A, B, AB**
ají **B**
ajo **O, A, AB**
albaricoques/zumo **A**
alcachofas **O, A**
alcaparras **A**
alfalfa **A, AB**
alfalfa, brotes tiernos **A, AB**
alforfón (también tostado, kascha) **A**
algas **O**
alholva **O**
áloe **A**
álsine **O**
alubias carilla **O, A**
alubias manteca **B, AB**
alubias negras **A**
alubias pintas **O, A, AB**
alubias riñón **B**
alubias rojas **AB**
amaranto **A**
anjova **O, B**
apio **AB**
arándanos **A**
arándanos rojos **A, B, AB**
arenque **O**
arroz (integral, salvaje) **AB**
arroz basmati **AB**
arroz blanco **AB**
arroz hinchado **B, AB**
arroz integral **AB**
arroz salvaje **AB**
atún blanco **AB**

B

bacalao **O, A, B, AB**
baila **O**
bardana **A, B, AB**
bayas Boysen **A**
berenjenas **B, AB**
boniatos **O, B, AB**
bróculi **O, A, B, AB**
búfalo **O**

C

caballa **O, A, B, AB**
cacahuetes/manteca de cacahuete **A, AB**

Alimentos saludables para todos los grupos

De la C a la H

café (también descafeinado) **A**, **AB**
calabaza común **O**, **A**
caracoles de viña **A**, **AB**
cardo mariano **A**
carnero **O**, **B**, **AB**
castañas **AB**
caviar **B**
caza (ciervo/corzo) **O**, **B**
cebollas **O**, **A**
cerezas **A**, **AB**
ciruelas (frescas y pasas) **O**, **A**, **B**, **AB**
ciruelas claudia **O**, **A**, **B**, **AB**
ciruelas damascenas **O**, **A**, **B**, **AB**
col china **B**
col lombarda **B**
col rizada verde **O**, **A**, **B**, **AB**
coles de Bruselas **B**
coliflor **B**, **AB**
colinabo **O**, **A**
conejo/liebre **B**, **AB**
copos de avena **B**, **AB**
copos de centeno tostados **AB**
corazón **O**
cordero **O**, **B**, **AB**
coregono lavareto **O**, **A**
corteza de olmo **O**, **A**
corvina **A**
cuajada/queso de soja (tofu) **A**
cúrcuma **O**
curry **O**, **B**, **AB**
chirivías **O**, **A**, **B**, **AB**
chucla caramel **A**, **B**, **AB**

D

diente de león **O**, **A**, **AB**
dolichos **A**
dorada **B**

E

eglefino **B**
equinácea **A**, **AB**
escanda **B**, **AB**
escaramujo (gabarda) **O**, **A**, **B**, **AB**
escarola **O**
espinacas **O**, **A**
esturión (sollo) **O**, **B**, **AB**
extracto de algas **O**

F

fletán **O**, **B**
frambueso **O** (hojas) **B**
fresa (hojas) **AB**

G

gallineta nórdica **B**, **AB**
ginseng **A**, **B**, **AB**
gofres de arroz **A**, **B**, **AB**

H

harina de algarroba **O**
harina de arroz **A**, **B**, **AB**

Alimentos saludables para todos los grupos

De la H a la P

harina de avena **A, B, AB**
harina de centeno **A, AB**
harina de soja **A**
harina de trigo con germen **AB**
helado de yogur **B**
hierba de san Juan **A**
hígado **O**
higos (frescos y secos) **O, A, AB**
huevos **B**

J

jengibre **A, B**
judías adzuki **O, A**
judías de Lima **B**
judías mung **A**
judías verdes **A**
judías verdes de mata baja **A**

K

kéfir **B, AB**
kiwis **AB**

L

leche de cabra **B, AB**
leche desnatada **B**
lechuga romana **O, A**
lenguado **O, B**
lentejas (verdes y rojas) **A**
lentejas de Puy **A**
lentejas verdes **AB**
liebre/conejo **B, AB**
limón **A, AB**
limonada natural **A**
lucio **O, B, AB**
lúpulo **O**

M

maitake (hongos) **AB**
malta **A**
manzanilla **A, AB**
melaza **A**
merluza **O, B, AB**
mero **A, B, AB**
miel de soja **A**
mijo **B, AB**
miso **A, AB**
moras **O**
mostaza **A**
mozzarella **B, AB**

N

nata ácida (baja en grasas) **B, AB**
nueces de pecana **B**
nueces **O, AB**
ñame **B, AB**

O

okra (mongo) **O, A**
oxiacanto **A, AB**

P

pan de arroz (pan de arroz integral) **B, AB**
pan de arroz integral **B, AB**

Alimentos saludables para todos los grupos

De la P a la T

pan de centeno **AB**
pan de germen de centeno **AB**
pan de germen de trigo **B**
pan de soja **A, AB**
pan de trigo **A, B, AB**
pan de trigo germinado **A, B, AB**
pan sueco **AB**
papaya **B**
pargo colorado **O, A, AB**
pasta de alforfón **A**
pavo **AB**
pepino **AB**
perca **O, A**
perejil **O, A, B, AB**
pez aguja **AB**
pez de limón (medregal coronado) **O**
pez espada **O**
Pfeffeminze **O, B**
pimienta de Cayena **O, B**
pimientos (verdes, amarillos y rojos) **B**
pimientos rojos **O**
piña **A, B, AB**
pipas de calabaza **O, A**
plátanos **B**
platija **B**
pomelo **A, AB**
puerro **O, A**

Q

queso de cabra **B, AB**
queso de granja **B, AB**
queso de oveja **B, AB**
queso de vaca fresco (danés) **B, AB**

R

rábanos picantes **O, A, B, AB**
rape **A, B, AB**
regaliz **B, AB**
remolacha roja **B, AB**
repollo verde **O, A, B, AB**
ricotta **B, AB**

S

sábalo (alosa) **O, B, AB**
salmón **O, A**
salvado de arroz **B, AB**
salvia **B**
sardinas **O, A, B, AB**
sémola de avena **B, AB**
serrano arenero **O**
shiitake (hongos) **B**
soja roja **A, AB**

T

tamari **A**
tamarindos **B**
té verde **A, B, AB**
ternera **O**
tila **O**
tofu (cuajada/queso de soja) **A**

topinambur **O**, **A**
trucha arco iris **O**, **A**, **AB**
trucha asalmonada **A**, **B**, **AB**

U

uva **B**, **AB**
uva crespa (grosellas silvestres) **AB**

V

vaca/buey **O**
valeriana **A**
verrugato **A**
vino tinto **A**

Y

yogur/yogur de frutas **B**, **AB**

Z

zanahorias **A**, **B**
zarzamoras **A**
zarzaparrilla **O**
zumo de apio **A**, **AB**
zumo de arándanos rojos **B**, **AB**
zumo de cerezas **O**, **A**, **AB**
zumo de ciruelas pasas **O**, **A**
zumo de col **B**, **AB**
zumo de papaya **B**, **AB**
zumo de piña **O**, **A**, **B**
zumo de pomelo **A**
zumo de uva **B**, **AB**
zumo de zanahorias **A**, **AB**

···· CAPÍTULO 3 ····

LA DIETA DE LOS GRUPOS SANGUÍNEOS: VERÁS QUÉ FÁCIL

Estar en forma y mantener la línea con platos deliciosos y digestivos

En las páginas siguientes encontrarás una selección de comidas apetitosas y digestivas. Se han agrupado a partir de los alimentos saludables para cada grupo sanguíneo y se han completado con algunos ingredientes neutros.

Se trata más que nada de dar ejemplos que muestren lo fácil que resulta comer sano y variado con la dieta de los grupos sanguíneos. Evidentemente, puedes modificar sin ningún problema los menús con otros ingredientes saludables o neutros. Para ello, escoge tus sabores favoritos de las tablas de alimentos del apartado correspondiente a tu grupo sanguíneo.

Quien mucho abarca, poco aprieta

Los menús propuestos deben estimularte a preparar las comidas con los alimentos recomendados a tu grupo sanguíneo, según te apetezca. Por eso no se presentan unidades de medida ni cantidades fijas. Basta con que tengas presente que las porciones siempre deben ser pequeñas. Si después de comer tienes la agradable sensación de estar tan lleno que lo que más te apetece es hacer una siesta, entonces es que te has excedido. La pauta para los adultos podría ser que ningún ingrediente debe superar los 125 g en una comida (cuatro por día). No se trata de proporcionarle al cuerpo todas las sustancias nutritivas importantes de una sola vez, sino de que éstas lleguen a la sangre de manera regular. En lugar de las cuatro colaciones propuestas anteriormente, puedes distribuir los alimentos en cinco o seis porciones consumidas a lo largo del día.

La imaginación (casi) no tiene límites

La práctica ha demostrado que es más fácil seguir la dieta de los grupos sanguíneos cada día si se crean platos completamente nuevos. O sea: confecciona tu propio menú. Y no dejes que las rígidas normas culinarias te quiten las ganas de cocinar.

Que rehogas la verdura en una o dos cucharadas de aceite de oliva, añades tres o cuatro nueces picadas en el muesli, te sirves dos hojas de col china o un buen manojo: todo esto se deja a tu gusto. Y si prefieres la carne a la plancha o estofada, la verdura *al dente* o muy hecha: estos detalles también pueden variar dependiendo de tus preferencias personales.

En las páginas siguientes, tampoco pretendemos explicarte cómo se debe cocinar. Ni cómo se limpia el pescado antes de ponerlo en la sartén. Ni cómo se prepara un postre de frutas con agar-agar en lugar de gelatina. Lo que queremos ante todo es ¡sugerirte sabores!

Si hasta ahora nunca –o en contadas ocasiones– has preparado platos con ingredientes como el extracto de algas o los productos de soja y, aunque jamás hayas probado algunos cereales como el amaranto, la escanda o la quinoa, no pasa nada. Compra los artículos envasados en tiendas de dietética o de productos naturales (o en la sección correspondiente de los supermercados) y déjate guiar por las indicaciones del envase. Así harás lo correcto, ya que en los productos naturales pueden darse diferencias considerables según los procesos de tratamiento que afectan a las cantidades y al tiempo de preparación. Asimismo, en las librerías encontrarás muchos libros informativos, con los que podrás descubrir cómo es mejor preparar comida sana.

Como ya se ha remarcado antes, lo más importante en la dieta de los grupos sanguíneos es seleccionar y combinar los alimentos para los que tu sistema digestivo está mejor preparado. Son, ante todo, los que encontrarás en la categoría «saludable» (para una repaso rápido, ver la tabla de las páginas 107-111). Pero toma también alguno de los comestibles neutros para que tus comidas sean lo más variadas posible. El Dr. D'Adamo recomienda que «consideres la dieta de los grupos sanguíneos como la paleta de un pintor, de la que se pueden escoger colores de distintos tonos y mezclas».

Si se trata de mantener la línea...

... No es necesario seguir ninguna dieta especial. Basta con que comas pequeñas porciones distribuidas a lo largo del día (si son seis comidas, cada una de entre 60 y 80 g), siendo los comestibles de la categoría «saludable» los que deben estar en primer lugar. Tu metabolismo se adaptará enseguida a la nueva nutrición y quemará las calorías más a conciencia que antes. En cuanto los procesos metabólicos se normalicen, tu peso se regulará solo. Una regla general: come el máximo posible de alimentos naturales puros. No combines la albúmina animal (esto se aplica sobre todo a las personas con el grupo sanguíneo O) con demasiados alimentos ricos en hidratos de carbono (pan, cereales, dulces). En lugar de eso, consume la carne, el pescado, el queso y los huevos siempre con verdura recién cocinada.

Grupo sanguíneo O: propuestas de menús para una semana

··· Primer día

Desayuno: té verde, agua mineral, tostada con plátano y pomelo
Tostada de pan de centeno, mantequilla, plátano, miel, pomelo

Unta ligeramente la tostada con mantequilla, coloca encima rodajas de plátano y rocíalas con miel. Parte el pomelo en dos mitades y extrae la pulpa con una cuchara.

Almuerzo: pescado a las finas hierbas con chirivías y endibias
Trucha arco iris, zumo de limón, aceite de oliva, hierbas frescas (perejil, eneldo, perifollo), chirivías, endibias

Restriega el pescado con el zumo de limón. Colócalo en una fuente refractaria untada con aceite. Rocía el pescado con aceite y espolvorea con las hierbas. Tápalo y cuécelo en el horno precalentado. Sirve con chirivías y endibias cocinadas en papel de aluminio.

Merienda: alcachofas con salsa
Alcachofas, zumo de limón, mayonesa poco grasa, perifollo, perejil, cebollino, estragón

Hierve la alcachofa en agua con sal y unas gotas de zumo de limón, hasta que puedas arrancar bien una hoja. Prepara una salsa con la mayonesa y las hierbas. Cómete las hojas de la alcachofa mojadas en la salsa. Al final, corta en dados el corazón de la alcachofa y mézclalo con la salsa.

Cena: chuleta de ternera con espinacas

Chuleta de ternera, aceite de oliva, cebolla, espinacas, ajo, sal, pimienta de Cayena, tofu (queso/cuajada de soja)

Fríe la chuleta en aceite de oliva. Rehoga la cebolla en aceite, añade las espinacas frescas, tapa y deja cocer. Restriega con ajo encima y salpimenta. Mezcla el tofu con sal y pimienta removiendo y espárcelo sobre las espinacas ya cocidas.

> **'El polifacético tofu se puede consumir frito, estofado, en puré o simplemente tal cual'**

Segundo día

Desayuno: infusión de escaramujo (gabarda) y muesli integral

Escanda, mijo y cebada, naranja, jarabe de arce, anís en polvo

Hierve en agua los cereales y déjalos en remojo unos 30 minutos. Mézclala removiendo con manzana rallada, jarabe de arce y anís en polvo.

> **'El jarabe de arce no se conserva mucho tiempo. Por lo tanto, guárdalo siempre en la nevera una vez abierta la botella'**

Almuerzo: carne de buey al curry con pimientos y arroz

Salsa de soja, ajo, perejil picado, cilantro, aceite de oliva, carne de buey a tacos, curry, pimientos rojos, harina de quinoa, sal yodada, azúcar, arroz

Mezcla la salsa de soja, el ajo triturado, el perejil, el cilantro y el aceite. Agrega la carne y déjala macerar una hora.

Fríela, rocíala con curry y vierte encima una taza de agua. Déjala cocer a fuego lento durante una hora. Añade el pimiento cortado en dados y déjalo cocer. Espesa el jugo con la harina de quinoa y condiméntalo con sal y azúcar. Sirve con arroz.

‣**Merienda:** lechuga con cangrejos

Ajo, cebollino, jengibre, salsa de soja, azúcar, sal, aceite de linaza, carne de cangrejo, lechuga

Mezcla el ajo bien picado, el cebollino y el jengibre con salsa de soja, azúcar, sal y aceite. Pon la carne de cangrejo sobre las hojas de lechuga y aliña con la salsa.

‣**Cena:** sopa de alubias adzuki

Cebolla, porro, vegetal (perejil, zanahoria, apio, tomillo), aceite de oliva, alubias adzuki, extracto de algas, ajo, tofu (queso/cuajada de soja)

Rehoga en aceite la verdura cortada fina, viértela en una cazuela con agua junto con las alubias (previamente remojadas) y deja cocer a fuego lento hasta que todos los ingredientes estén blandos. Condimenta con extracto de algas y ajo y sirve con un poco de tofu. Puedes acompañarlo con pan neutro, p. ej., pan sueco, de mijo o de centeno.

··· Tercer día

‣**Desayuno:** té verde, limonada, huevos revueltos con perejil y pan de trigo germinado

Pan de trigo germinado, mantequilla, huevos, perejil fresco

Unta el pan con mantequilla y cúbrelo con el huevo revuelto. Espolvorea con abundante perejil picado fino.

Almuerzo: filetes de salmón con colinabo y puré de zanahorias

Filetes de salmón sin piel, salsa de soja, miel, colinabo, jengibre, aceite de oliva, caldo de miso, perejil, zumo de limón, virutas de almendra, zanahorias, cebollas

Corta en tiras el filete de salmón y rocíalas con salsa de soja y miel. Tápalas y déjalas unos minutos en la nevera. Fríe en aceite hirviendo el colinabo cortado en rodajas y el jengibre en trozos pequeños, removiendo constantemente. Vierte el caldo de mijo, tapa y deja cocer unos cinco minutos. Añade el perejil y el zumo de limón, distribuye por encima las tiras de salmón, tapa y deja cocer otros cinco minutos. Tuesta en aceite las virutas de almendra y espárcelas sobre el pescado. Rehoga ligeramente en aceite las zanahorias y las cebollas y, para acabar, tritúralas.

Merienda: zanahorias crudas con rábanos picantes

Zanahorias, manzanas, zumo de limón, aceite de colza, sal, jarabe de arce, pipas de calabaza

Ralla las zanahorias y las manzanas. Prepara una salsa con zumo de limón, aceite, sal y jarabe de arce y mézclala con la manzana y las zanahorias. Esparce por encima pipas de calabaza.

Cena: bistec de ciervo con pepino

Bistec de ciervo, aceite, sal, cebollas, pepino rehogado, caldo de miso, vino tinto, pimienta de Cayena, eneldo fresco

Unta el bistec con aceite, pásalo por la plancha y, al final, échale un poco de sal. Rehoga las cebollas en aceite, añade trozos de pepino del grosor de un dedo, vierte por encima un poco de caldo de miso y vino tinto y deja cocer a fuego lento hasta que esté en su punto. Condimenta con una pizca de pimienta de Cayena y espolvorea con eneldo picado fino.

··· Cuarto día

Desayuno: infusión de jengibre, zumo de albaricoque, pan de mijo con puré de ciruela y piñones

Pan de mijo, mantequilla, puré de ciruela, piñones

Unta el pan con mantequilla y puré de ciruelas. Esparce por encima los piñones.

Almuerzo: hígado de ternera con piña y plátano

Hígado de ternera, mantequilla, sal, pasta de sésamo (tahini), rodajas de piña, plátanos

Fríe en mantequilla por los dos lados el hígado cortado en lonchas. Sala ligeramente y vierte bastante tahini. Calienta en la sartén la piña y los plátanos cortados por la mitad y colócalos encima del hígado.

Merienda: compota de higos con vino tinto

Higos, azúcar, zumo de limón, vino tinto

Cuece los higos unos minutos en agua con azúcar y un poco de zumo de limón. Vierte encima un chorro de vino tinto, deja reposar y sirve frío.

Cena: fletán con achicoria

Fletán, sal, pimienta de Cayena, aceite de oliva, mantequilla, hierbas picadas (perejil, estragón, perifollo), achicoria, piña, manzana, zanahorias, salsa para ensaladas

Unta las rodajas de pescado con aceite, salpimenta y ponlas en la parrilla caliente. El pescado estará listo cuando la espina central se separe un poco. Mezcla la mantequilla con las hierbas y agrégala al pescado. Mezcla las hojas de achicoria con trocitos de piña, manzana y zanahoria y riega con la salsa.

··· Quinto día

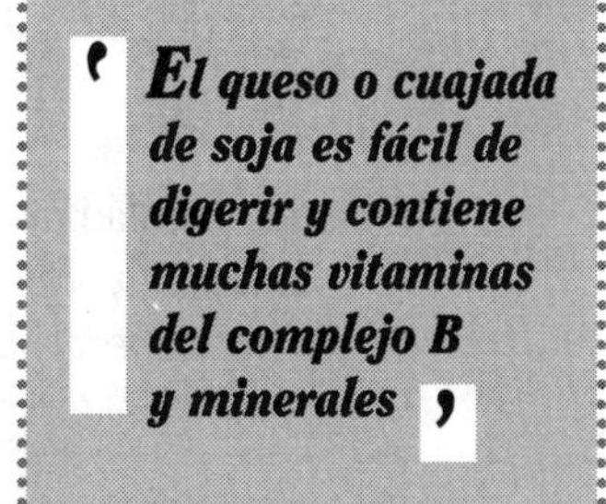

Desayuno: infusión de perejil, dulce de manzana y tofu de ciruelas

Pan de soja, mantequilla, dulce de manzana, pipas de girasol, tofu (queso/cuajada de soja), ciruelas o fruta de temporada, jarabe de arce

Unta el pan con mantequilla, cubre con dulce de manzana y esparce por encima pipas de girasol. Mezcla el tofu con las ciruelas o la fruta de temporada. Adereza con jarabe de arce.

Almuerzo: solomillo de cordero con tomillo y canónigos

Solomillo de cordero, mantequilla o aceite de oliva, cebolla, manzana, ajo, tomillo fresco, vino blanco, sal, pimienta de Cayena, canónigos, zumo de limón

Fríe en la grasa caliente el filete de cordero cortado en lonchas finas hasta que esté bien hecho. Retira la carne de la sartén y tápala para mantenerla caliente. Rehoga la cebolla cortada a trocitos, la manzana, el ajo y el tomillo picado. Vierte encima el vino blanco, condimenta la salsa con una pizca de pimienta de Cayena y adereza la carne. Mezcla los canónigos con una salsa de aceite de oliva, zumo de limón, pimienta de Cayena y sal.

▸**Merienda:** crackers de queso de oveja
Crackers sin gluten, queso de oveja, pepino, pimiento rojo, cebollino

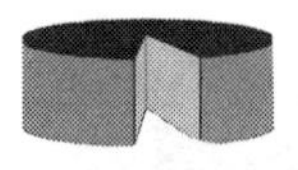

Mezcla el cracker, el queso de oveja, el pepino en rodajas y tiras delgadas de pimiento. Espolvorea con cebollino.

▸**Cena:** ensalada verde con pipas de girasol
Lechuga (o, según la temporada, diente de león, endibias, canónigos), aceite de linaza, cebolla picada fina, limón, azúcar, sal, pimienta de Cayena, pipas de girasol

Aliña la ensalada con una salsa de aceite de oliva, cebolla, zumo de limón, azúcar, sal y una pizca de pimienta de Cayena. Esparce por encima las pipas de girasol.

··· Sexto día

▸**Desayuno:** infusión de hierbas, pan sueco con jalea de saúco, huevo al vaso
Pan sueco, mantequilla, confitura de saúco, huevo

Unta el pan con mantequilla y confitura. Cuece ligeramente el huevo al vaso.

Almuerzo: repollo verde con carne picada de vacuno y topinambur
Carne picada, aceite de colza, piñones, pasas, caldo de miso, repollo verde (también congelado), cebollas, sal, topinambur

> ***El topinambur es un excelente sustituto de las patatas. No contiene fécula y se puede comer también crudo***

Fríe en aceite la carne picada, añade los piñones y las pasas y déjalas calentar un poco. Vierte encima el caldo de miso y deja que se caliente. Saltea el repollo en aceite caliente con la cebolla ya rehogada, echa un poco de sal y agrégalo a la carne. Se puede acompañar con topinambur rehogado.

Merienda: gofres de mijo con compota de ciruelas
Mijo, trartaro-levadura química, leche de soja, jarabe de arce, sal, mantequilla, agua mineral, ciruelas frescas, azúcar, zumo de limón

Mezcla la levadura con el mijo molido, añade la leche de soja, el jarabe de arce y la sal y remueve hasta formar una masa. Deja reposar 30 minutos. Calienta el aparato para hacer los gofres, engrásalo y poco antes de cocer la masa échale un chorro de agua. Hierve las ciruelas con un poco de azúcar y zumo de limón y extiéndelas sobre los gofres.

Cena: pechuga de pollo con pan, bambú y sésamo
Brotes tiernos de bambú, salsa de soja, zumo de limón, cebollino, pimienta, rebanadas de pan, pasta de sésamo (tahini), lechuga, rabanitos, pechuga de pollo a la plancha, semillas de sésamo

Fríe el bambú removiendo constantemente, añade la salsa de soja, el zumo de limón, el cebollino y la pimienta. Unta el pan (variedades neutras) con un poco de pasta de sésamo y cúbrelo con hojas de lechuga, rodajas de rabanito, trozos de pechuga y el bambú. Espolvorea con sésamo.

··· Séptimo día

▸Desayuno: zumo de piña, agua mineral, gofres de arroz con puré de almendras, tofu con fruta
Gofres de arroz, puré de almendras, fruta neutra de temporada, tofu (queso/cuajada de soja)

Unta los gofres con el puré. Extiende por encima la fruta con tofu.

▸Almuerzo: sábalo con acelgas
Cebollas, zanahorias, aceite de oliva, vino blanco, sábalo (alosa), limón, pimienta de Cayena, perejil, acelgas, sal

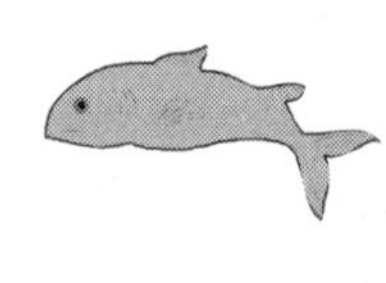

Rehoga en aceite con un chorro de vino tinto la cebolla y las zanahorias cortadas en rodajas finas. En papel de aluminio, coloca el pescado, rodajas de limón y la verdura rehogada. Condimenta con sal y perejil picado. Cierra el papel de aluminio y cocina el pescado al horno. Separa las hojas de las acelgas del tallo y pícalas gruesas. Corta los tallos a tiras. Rehoga en aceite la cebolla, agrega los tallos de las acelgas, deja cocer unos cinco minutos y después añade las hojas. Salpimenta. Añade un chorro de vino blanco, tapa y deja cocer la verdura durante 10 minutos.

▸Merienda: fiambre de corzo con higos y olivas
Rebanadas de pan de mijo, mantequilla, fiambre de corzo, higos maduros, olivas verdes

Unta el pan con un poco de mantequilla y cúbrelo con lonchas de fiambre de corzo y los higos partidos por la mitad. Sirve con olivas verdes.

Cena: Sopa de perifollo con pan de ajo
Cebolla, mantequilla, perifollo, arruruz, caldo de miso, sal, pimienta de Cayena, yema de huevo, leche de soja, vino blanco, pan de alforfón, ajo

Dora la cebolla en mantequilla, añade el perifollo, lígalo todo con un poco de arruruz, vierte encima el caldo de miso, deja cocer y después que repose un poco. Salpimenta. Mezcla la yema de huevo con la leche de soja y el vino blanco, añádelo todo a la sopa removiendo. Espolvorea con perifollo. Sirve con pan recién tostado y mantequilla con ajo.

> ***Realmente, el alforfón no es un cereal, sino una poligonácea. Importante para los alérgicos al gluten: el alforfón no contiene esa sustancia albuminoide***

Bebidas digestivas entre horas

Cócteles de vitaminas de: uva y piña; pomelo y plátano; calabaza y pomelo; zanahoria y bróculi; tomate y apio; pepino y tomate; espinacas y remolacha roja; hinojo y pimiento. Además, bebidas mixtas con leche: frutas y verduras de la columna «saludable» y leche de soja.

Para saciar la sed a diario: agua natural (agua de manantial, agua mineral), infusión de menta.
También está permitido el té verde y, con moderación, el vino y la cerveza.

Grupo sanguíneo A: propuestas de menú para una semana

··· Primer día

▸Desayuno: café, huevo, yogur con muesli y manzana
Huevo, yogur, manzana, avena integral, anís o canela en polvo

Hierve un huevo. Mezcla el yogur con la avena y la manzana rallada. Condimenta con anís o canela en polvo a tu gusto.

▸Almuerzo: sopa de pescado con verduras variadas
Calabaza, colinabo, zanahorias, cebollas, ajo, nabo, judías verdes (u otro tipo de verdura o vegetal para el caldo saludable o neutro), aceite de oliva, caldo de miso, un filete de pescado (perca de río o bacalao), hoja de laurel, romero, tofu (queso/cuajada de soja), zumo de limón

Sofríe en un poco de aceite de oliva la verdura troceada. Vierte encima el caldo de miso y deja hervir a fuego lento. Agrega el pescado, la hoja de laurel y el romero y deja cocer. Después añade el tofu removiendo y vuelve a condimentar con romero y zumo de limón.

▸Merienda: pan con pepino y rábanos picantes, zumo de zanahoria
Pan de trigo germinado, rábano picante rallado, pepino, berro fresco, zumo de zanahoria, perejil

Cubre el pan con el rábano rallado y con rodajas de pepino. Distribuye el berro por encima. Condimenta el zumo de zanahoria con un poco de rábano rallado y sírvelo con una ramita de perejil.

▸**Cena:** arroz con leche y fruta seca

Arroz, leche de soja, vainilla, melaza, zumo de limón, orejones de albaricoque y ciruelas pasas

Deja macerar el arroz en leche de soja y un poco de vainilla. Hierve agua con melaza y un chorrito de zumo de limón. Añade la fruta seca y deja reposar. Sirve con el arroz.

··· Segundo día

▸**Desayuno:** infusión de menta piperita, zumo de piña, rebanadas de pan con saúco

Pan de mijo, ricotta (queso fresco italiano), jalea de saúco, pipas de girasol

Unta el pan con ricotta y jalea de saúco. Esparce las pipas por encima.

▸**Almuerzo:** pechuga de pavo con puerro

Pechuga de pavo, sal, aceite de oliva, puerro, pasta de sésamo (tahini)

Sala la pechuga de pavo y úntala con aceite, y cocínala a la parrilla por los dos lados. Rehoga el puerro troceado fino en un poco de aceite de oliva en un recipiente tapado. Condimenta con la pasta de sésamo.

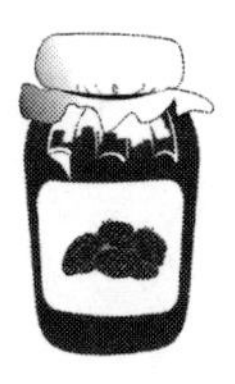

▸**Merienda:** galletas de avena integral con leche y zarzamoras

Leche de soja, mermelada de zarzamora, galletas de avena integral

Bate la mermelada de zarzamora con la leche de soja. Acompaña con las galletas.

▸**Cena:** salmón con brotes tiernos de brotes tiernos de alfalfa
Salmón, brotes tiernos de brotes tiernos de alfalfa, aceite de oliva, zumo de limón, mostaza, eneldo, sal, azúcar

Coloca el salmón sobre los brotes de brotes tiernos de alfalfa. Mezcla el aceite, el zumo de limón, la mostaza, el eneldo, la sal y el azúcar y viértelo por encima.

··· Tercer día

▸**Desayuno:** té verde, pan con mantequilla de cacahuete y ensalada de frutas
Pan de trigo germinado, manteca de cacahuete, fruta con hueso saludable o neutra (por ejemplo, ciruelas, cerezas, albaricoques), jarabe de arce, cacahuetes

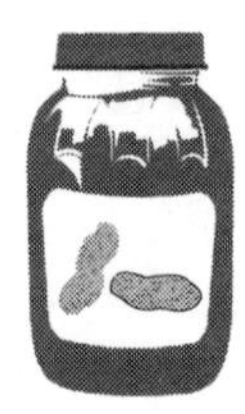

Unta el pan con manteca de cacahuete. Corta la fruta en trozos pequeños, endúlzala con jarabe de arce y esparce por encima cacahuetes picados.

▸**Almuerzo:** muslo de pollo con zaziki
Muslo de pollo, sal, ajo, aceite de oliva, chalotes, hierbas frescas (eneldo, perejil, cebollino), pepino, yogur

Sala el muslo de pollo y restriégalo con ajo machacado y aceite de oliva. Ásalo al horno por los dos lados. Trocea el ajo, los chalotes y las hierbas, ralla el pepino y mézclalo todo con el yogur.

Merienda: jalea roja con helado de yogur
Bayas variadas, limón, azúcar, agar-agar, helado de yogur

Cuece las bayas, el limón y el azúcar con agar-agar (en lugar de gelatina) y deja enfriar. Sirve con helado de yogur.

> ***El agar-agar es un producto gelatinizante y espesante de algas rojas y negras. Se hincha mucho más que la gelatina***

Cena: topinambur con bróculi
Topinambur, caldo de miso, aceite de oliva, hierbas frescas (perejil, eneldo, perifollo, cebollino), bróculi, pipas de calabaza

Cuece lonchas de topinambur en caldo de miso suave hasta que estén en su punto. Fríelas por los dos lados en aceite caliente y espolvoréalas con las hierbas picadas. Sirve con bróculi cocido. Esparce por encima las pipas de calabaza.

· · · Cuarto día

Desayuno: limonada natural, té verde, tortilla de tofu con brotes tiernos de brotes tiernos de alfalfa
Tofu (queso/cuajada de soja), huevo, aceite de oliva, brotes tiernos de alfalfa, tamari (salsa de soja)

Tómate la limonada en ayunas. Mezcla bien el huevo y el tofu y fríelo en aceite de oliva para hacer la tortilla. Cubre con los brotes de alfalfa y rocía con tamari.

Almuerzo: lucio con salsa de eneldo y chirivías
Lucio en rodajas, sal, cebolla, aceite de oliva, vino blanco, zumo de limón, eneldo, mostaza, tofu (queso/cuajada de soja), chirivías

Guarda el tofu fresco en la nevera con agua fría y tapado. Renueva el agua cada día

Una buena alternativa a los alimentos frescos son los productos congelados

Sala un poco el pescado y rehógalo en aceite con la cebolla picada. Agrega vino blanco y zumo de limón. Mezcla el eneldo, la mostaza y el tofu y caliéntalo todo unos minutos. Sirve el pescado con la salsa de eneldo y rodajas de chirivía fritas.

Merienda: yogur con arándanos
Yogur, arándanos (pueden ser congelados), jarabe de arce

Mezcla el yogur con los arándanos. Adereza con el jarabe de arce.

Cena: sopa de calabaza con pasta soba
Calabaza, aceite de oliva, caldo de miso, tofu (queso/cuajada de soja), zumo de limón, nuez moscada, pasta soba (pasta de alforfón), pipas de calabaza

Corta la pulpa de la calabaza en tiras y rehógalas en aceite caliente. Agrega el caldo de miso y el zumo de limón, tritúralo todo muy fino y condimenta con nuez moscada. Añade la pasta soba y deja cocer hasta que la pasta esté en su punto. Adorna con pipas de calabaza.

Quinto día

Desayuno: café, zumo de apio y zanahoria, muesli de cereales
Alforfón, mijo, cebada, avellanas, pipas de calabaza, piña, tofu (queso/cuajada de soja), melaza

Pon los cereales a remojar en agua (el día antes y guárdalos en la nevera). Mézclalos con avellanas, pipas de calabaza, piña y tofu y endulza con melaza.

Almuerzo: sémola de alforfón picante con canónigos y con higos

Alforfón, caldo de miso, hierbas frescas (perejil, cebollino, perifollo, albahaca), cebolla, ajo, mozzarella, canónigos, higos (troceados), aceite de oliva

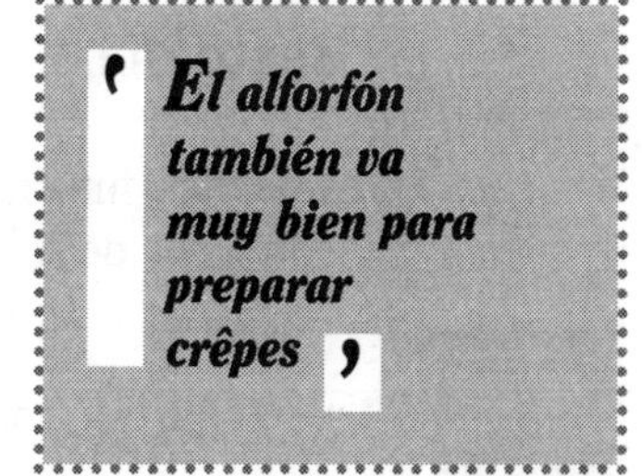

Cuece los granos de alforfón con el caldo de miso y deja reposar. Mezcla con las hierbas, el ajo y la cebolla picados. Distribuye trozos de mozzarella por encima y gratina al horno hasta que el queso se haya fundido. Mezcla los canónigos con los higos y rocíalos con aceite.

Merienda: galletas de harina de maíz con compota de pera

Peras, zumo de limón, vino blanco, jengibre, clavo, azúcar, galletas de maíz

Pela las peras y trocéalas. Rocía los trozos con zumo de limón y cuécelos en agua con vino, jengibre, clavo y azúcar hasta que estén blandos. Sirve con galletas de harina de maíz.

Cena: estofado de lentejas con kéfir y pan de arroz integral

Cebolla, ajo, aceite de oliva, zumo de limón, escanda, lentejas rojas o verdes, sal, una hoja de laurel, mejorana, perejil, kéfir, salsa de soja, pan de arroz integral

Rehoga en aceite la cebolla y el ajo picados, agrega zumo de limón rebajado con agua y la escanda. Deja cocer un poco. Añade las lentejas cocidas, las especias y las hierbas y deja cocer a fuego lento. Añade el kéfir removiendo y adereza con la salsa de soja. Sirve con pan de arroz integral recién hecho.

··· Sexto día

Desayuno: infusión de melisa, zumo de pomelo, cornflakes con leche de soja y cerezas

Cornflakes, leche de soja, cerezas (o arándanos rojos)

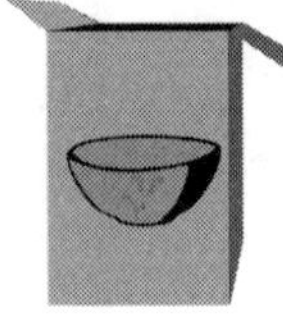

Moja los cornflakes con leche de soja y mezcla con las cerezas deshuesadas (o con arándanos rojos).

Almuerzo: tofu a las finas hierbas

Tofu (queso/cuajada de soja), aceite de oliva, ajo, zumo de limón, orégano, sal, cebolla, pepino, rabanitos, albahaca

Macera el tofu en una salsa de aceite, dientes de ajo, zumo de limón y orégano. Pasadas dos horas, retíralo, echa sal a la salsa y remueve. En una fuente, mezcla la verdura troceada y riégala con la salsa. Fríe el tofu hasta que esté dorado y desmenúzalo por encima de la ensalada. Adorna con albahaca.

Merienda: zumo de ciruelas pasas, gofres de arroz con mermelada de albaricoque

Gofres de arroz, mermelada de albaricoque

Unta los gofres con mermelada de albaricoque.

Cena: apio con cacahuetes

Tallos de apio, aceite de oliva, cacahuetes salados, caldo de miso, nuez moscada, zumo de limón

Corta los tallos de apio en juliana y rehógalos en aceite con la sartén tapada. Agrega los cacahuetes, el caldo de miso y unas hojas de apio y deja cocer, removiendo de vez en cuando, hasta que el apio esté blando. Adereza con nuez moscada y zumo de limón.

··· Séptimo día

Desayuno: café, zumo de uva, puré de avena con pasas y piñones

Copos de avena, leche de soja, pasas, piñones

Cuece los copos de avena en leche de soja, deja enfriar, mezcla con las pasas y esparce por encima los piñones.

Almuerzo: pollo con arroz de albaricoque

Pollo, aceite de oliva, cebolla, orejones de albaricoque, sal, canela, pasas, arroz integral, menta, perejil

Fríe el pollo en aceite, agrega la cebolla picada, los orejones remojados, sal, canela y pasas, y deja cocer unos 30 minutos a fuego lento. Distribuye sobre el pollo el arroz precocido, tapa la cazuela y deja cocer a fuego caliente hasta que el arroz y la carne estén blandos. Adorna con menta y perejil.

Merienda: piña rebozada con almendra

Piña, miel, láminas de almendra, aceite de colza, kéfir

Unta rodajas de piña con miel, rebózalas con láminas de almendra y fríelas en un poco de aceite de colza. Sirve con un poco de kéfir.

▸**Cena:** tortilla de verduras con tofu de cebollino

Zanahorias, colinabo, remolacha roja, queso suave, mostaza dulce, cebollino, caldo de miso, huevo, nuez moscada, aceite de linaza o colza, tofu (queso/cuajada de soja)

Pela la verdura cocida y tritúrala. Agrega queso rallado, mostaza, cebollino picado, un poco de caldo de miso, huevo y una pizca de nuez moscada, y remueve bien. Fríe la masa en aceite caliente. Mezcla el tofu con cebollino y sirve con la tortilla.

··· Bebidas digestivas entre horas

Agua natural (agua de manantial, agua mineral), té verde, tisana fría de escaramujo, infusión de saúco. Además, cócteles de vitaminas de: piña, fresa y uva; pomelo y limón; zanahoria y bróculi; perejil y apio.

También está permitido el café y, con moderación, el vino tinto y el vino blanco.

Grupo sanguíneo B: propuestas de menú para una semana

··· Primer día

▸**Desayuno:** té verde, agua mineral, muesli de avena con uvas y kiwi

Copos de avena, uvas, kiwi, yogur (entero o desnatado), miel o melaza

Mezcla el yogur con las uvas y con el kiwi cortado en rodajas. Endulza con miel o melaza.

▸**Almuerzo:** cordero con arroz

Pierna de cordero cortada en lonchas, aceite de oliva, colinabo, cebolla, ajo, yogur, zumo de limón, sal, menta, arroz

Fríe en aceite caliente los trozos de cordero. Retira la carne de la sartén. Trocea el colinabo, pica la cebolla y el ajo y fríelo todo en aceite caliente. Agrega la carne, añade el yogur removiendo y deja cocer tapado hasta que esté tierna. Adereza con zumo de limón y sal y adorna con menta. Sirve con arroz hervido blanco o salvaje.

▸**Merienda:** batido de suero de mantequilla con plátano

Suero de mantequilla, rodajas de plátano, zumo de piña, néctar de melocotón, 1 chorrito de zumo de limón

Mezcla todos los ingredientes en la batidora.

▸**Cena:** Ensalada variada

Achicoria, manzana, uva, mayonesa, yogur, limón, mostaza, miel

Coloca en una fuente hojas de achicoria (o semillas) con trocitos de manzana y uva. Mezcla la mayonesa con el yogur, trocitos de limón y un poco de mostaza. Adereza con miel. Aliña la ensalada con esta salsa.

··· Segundo día

▸**Desayuno:** infusión de regaliz, zumo de naranja y huevos estrellados

Huevos, mantequilla, pan sin gluten, sal, perejil

Fríe los huevos en mantequilla. Unta el pan con mantequilla, coloca encima el huevo y condimenta con una pizca de sal y perejil picado.

▸**Almuerzo:** bacalao en salsa de estragón con canónigos

Estragón, aceite de oliva, bacalao, chalotes, sal, zumo de limón, yogur, canónigos

Pica el estragón, mézclalo con aceite de oliva y unta el pescado. Deja reposar unas horas en el frigorífico. Rehoga los chalotes cortados en dados pequeños, añade el pescado, echa un poco de sal y unas gotas de limón y deja cocer. Pon el yogur en una sartén caliente y después viértelo poco a poco sobre el pescado. Retira el pescado y deja espesar un poco la salsa.

Finalmente, cubre el pescado con la salsa y adorna con estragón fresco. Sirve con canónigos (o lechuga o endibias).

▸**Merienda:** ensalada de diente de león

Hojas de diente de león, vinagre de vino, aceite de linaza, sal, pimienta de Cayena

Trocea el diente de león y aliña con vinagre, aceite, sal y pimienta.

Cena: fritura de pimientos variados
Cebolla, aceite de oliva, pimientos verdes, rojos y amarillos, ajo, queso ricotta, sal, pimienta de Cayena, pimentón, vinagre de vino, perejil

Rehoga en aceite de oliva la cebolla cortada en dados, agrega los pimientos cortados en tiras y los dientes de ajo machacados y deja cocer hasta que estén blandos. Condimenta con el queso ricotta, las hierbas y un chorrito de vinagre. Adorna con perejil.

··· Tercer día

Desayuno: té negro, zumo de uva, puré de mijo con arándanos rojos
Mijo, zumo de limón, miel, arándanos rojos

Hierve el mijo en agua y déjalo en remojo 30 minutos. Adereza con zumo de limón y miel. Adorna con arándanos rojos.

Almuerzo: conejo con coles de Bruselas y boniatos
Coles de Bruselas, caldo de miso, conejo, sal, pimienta de Cayena, mantequilla, cebolla, ajo, vino blanco, boniato, perifollo

Cuece al dente las coles de Bruselas en un poco de caldo de mijo. Salpimenta los trozos de conejo y fríelos en grasa caliente. Agrega la cebolla y el ajo picados y fríelos ligeramente.

> **¡Cuidado con la sal! El miso, pasta de soja fermentada (y a veces de otro tipo de cereales) contiene abundante sal**

Vierte el vino blanco y deja cocer. Sirve con coles de Bruselas y boniatos al horno. Adorna con perifollo.

▸**Merienda:** helado de yogur con chocolate caliente
Chocolate, yogur, helado de yogur

Calienta chocolate rallado hasta que se disuelva. Mézclalo con yogur hasta formar una crema y viértelo sobre el helado.

▸**Cena:** crema de trucha
Zanahoria, apio, puerro, mantequilla, sal, pimienta, zumo de limón, harina de avena, vino blanco, laurel (hoja), eneldo, trucha asalmonada, kéfir, berro

Sofríe en mantequilla la verdura troceada. Adereza con sal, pimienta y zumo de limón. Espolvorea por encima un poco de harina de avena y vierte el vino blanco. Añade agua, laurel y eneldo y deja cocer hasta que la verdura esté en su punto. Agrega a la sopa los filetes de trucha cortados en dados y deja cocer unos minutos. Antes de servir, tritúralo todo hasta conseguir una crema fina. Añade removiendo un poco de kéfir y adorna con berro.

··· Cuarto día

▸**Desayuno:** café, zumo de piña, pan sin gluten con queso de cabra
Pan sin gluten, queso de cabra, comino

Cubre el pan con queso y espolvorea comino por encima.

▸**Almuerzo:** fletán con verduras variadas
Cebolla, calabacín, pimientos, pimientos morrones, caldo de miso, filete de fletán, zumo de limón, sal, pimienta de Cayena, mostaza, eneldo, kéfir, mantequilla, chirivías

Cuece la verdura troceada en un poco de caldo de miso. Sazona el pescado con sal, pimienta de Cayena y zumo de limón, colócalo sobre la verdura y déjalo cocer. Antes de servir, vierte encima una salsa de mostaza, eneldo, kéfir, pimienta y sal. Acompaña con rodajas de chirivía fritas en mantequilla.

▸**Merienda:** gofres de arroz con confitura de ciruelas damascenas y peras
Ciruelas, peras, miel, agar-agar, limón, gofres de arroz

Cuece en agua con miel la fruta troceada pequeña. Disuelve el agar-agar en zumo de limón y un poco del jugo caliente y después mézclalo removiendo con la fruta que está hirviendo. Unta los gofres con la confitura fría.

▸**Cena:** ensalada de queso con hierbas
Lechuga, pepino, cebolletas, emmental, kéfir, vinagre, sal, azúcar, pimienta de Cayena, hierbas frescas (perejil, cebollino, berro)

Trocea la lechuga, el pepino, las cebolletas y el queso. Mézclalo todo con un aliño de kéfir, vinagre, sal, azúcar, pimienta de Cayena y las hierbas.

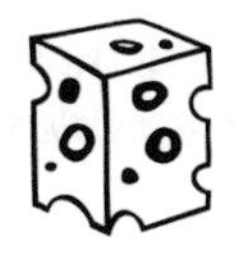

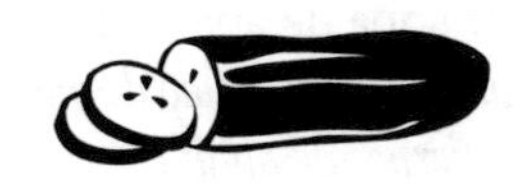

··· Quinto día

Desayuno: infusión de menta, agua mineral, pan de ricotta con cebolla

Pan de trigo germinado, sal, ricotta (queso fresco italiano), cebolletas

Cubre el pan con ricotta ligeramente salado y las cebolletas picadas.

Almuerzo: setas shiitake con ensalada de pimientos y queso de oveja

Setas shiitake, mantequilla, ajo, sal, pimienta roja, perejil, pimientos, cebollas, aceite de linaza, vinagre de manzana o de vino, cebollino, queso de oveja

Quítales el rabo a las setas, parte por la mitad los sombreros y fríelos en mantequilla caliente. Agrega unos dientes de ajo picados, remueve, salpimenta y espolvorea con perejil. Corta a tiras los pimientos y las cebollas. Mézclalos con una salsa de vinagre, sal, pimienta y cebollino. Distribuye por encima el queso de oveja cortado en dados.

Merienda: sémola de escanda con albaricoques

Escanda, leche, orejones de albaricoques, jarabe de arce

Hierve la escanda en leche y deja reposar. Tritura los orejones remojados y mézclalos con la sémola. Adereza con jarabe de arce.

Cena: sopa de apio con brotes tiernos de alfalfa

Tallos de apio, caldo de miso, yogur, rábanos picantes, vinagre, brotes tiernos de alfalfa

Cuece el apio en caldo de miso hasta que esté tierno. Agrega el yogur y remueve hasta conseguir un puré espeso. Condimenta con rábanos rallados y un chorrito de vinagre. Adorna con brotes tiernos de alfalfa.

> **‘ Los brotes tiernos de alfalfa son ricos en vitaminas, minerales y oligoelementos y contienen un 30 % de albúmina ’**

· · · Sexto día

▸Desayuno: infusión de escaramujo, zumo de apio, pan de arroz integral, queso blanco a las finas hierbas

Pan de arroz integral, queso blanco, hierbas frescas (perejil, cebollino, berro)

Unta el pan con el queso y esparce por encima las hierbas picadas finas.

▸Almuerzo: chuletas de carnero con berenjenas

Pimientos, berenjenas, aceite de oliva, ajo, sal, zumo de limón, chuletas de carnero, kéfir, eneldo, tomillo, pimienta de Cayena, azúcar

Fríe en aceite los pimientos y las berenjenas cortados en trozos pequeños. Añade ajo, tapa la cazuela y deja cocer a fuego lento hasta que estén tiernos. Condimenta con sal y limón. Fríe las chuletas en grasa caliente. Prepara una salsa con kéfir, eneldo, tomillo, pimienta de Cayena, zumo de limón, azúcar y sal, y deja cocer un momento en la grasa de la fritura. Sírvelo todo junto.

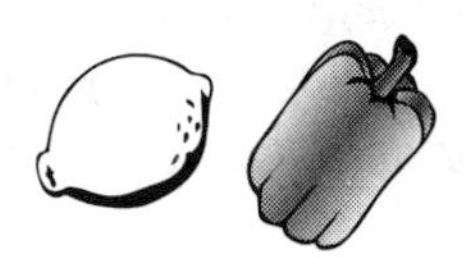

Merienda: batido de yogur y plátano
Plátanos, leche descremada, helado de yogur, vainilla, limón

Prepara un batido con plátano, leche desnatada, helado de yogur, vainilla y un chorrito de zumo de limón.

Cena: ensalada roja de arenque
Arenque en salmuera, remolacha roja, patatas, pepinillos en vinagre, mayonesa, yogur

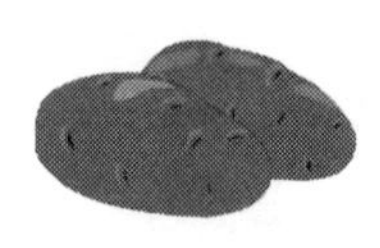

Corta en trozos de un dedo de grosor el arenque, la remolacha roja cocida, las patatas hervidas y los pepinillos. Mézclalos con mayonesa y un poco de yogur hasta que la ensalada tenga un color rojo regular.

··· Séptimo día

Desayuno: té verde, zumo de pomelo, huevos a las finas hierbas, pan de escanda
Huevos, yogur, agua mineral, perejil, aceite de oliva, sal, pan de escanda

Bate los huevos con un poco de yogur, unas gotas de agua mineral y perejil picado. Calienta aceite de oliva, vierte encima la masa y remueve hasta que quede compacta. Condimenta con sal. Sirve con pan de escanda.

Almuerzo: tortilla de verduras
Bróculi, zanahorias, huevos, perejil, migas de pan de mijo, sal, pimienta de Cayena, nuez moscada, mantequilla

Haz una masa con las verduras hervidas troceadas, huevos, perejil y migas de pan. Condimenta con sal, pimienta de Cayena y nuez moscada. Fríe la masa en mantequilla.

▸**Merienda:** Pan de harina de arroz con compota de bayas

Bayas frescas de temporada o congeladas, miel, anís, pan de harina de arroz

Hierve las frutas (descongélalas previamente si son congeladas) y aderézalas con miel y anís. Sirve con trocitos de pan de harina de arroz.

▸**Cena:** ensalada de pimientos morrones

Pimientos morrones, guisantes, caldo de miso, cebolletas, eneldo, escanda, vinagre, zumo de limón, mostaza, aceite de linaza, kéfir, pimienta de Cayena, sal

Cuece los pimientos y los guisantes en un poco de caldo de miso. Retíralos y mézclalos con las cebolletas cortadas en aros, el eneldo y la escanda cocida. Prepara una salsa mezclando vinagre, zumo de limón, mostaza, eneldo, aceite de linaza y un poco de kéfir. Condimenta con sal y pimienta de Cayena y viértela sobre la ensalada.

··· Bebidas digestivas entre horas

Cócteles de vitaminas de: piña y papaya; pomelo y plátano; arándanos rojos, uva y piña; col blanca, manzana y perejil; zanahoria y bróculi; col blanca y apio; pepino y perejil; espinacas y remolacha roja; hinojo y pimiento.

Además, batidos mixtos como de yogur con kiwi, suero de mantequilla con plátano o papaya.
Para beber cada día: agua natural (agua de manantial, agua mineral), té verde.
También está permitido, con moderación, el café, el té negro, la cerveza, el vino tinto y el vino blanco.

• Prueba la bebida revitalizante del Dr. D'Adamo: mezcla 1 cucharada de aceite de linaza, una cucharada de granulado de lecitina y entre 180 y 240 mililitros de zumo de fruta. Agita y bebe.

Grupo sanguíneo AB: propuestas de menú para una semana

··· Primer día

▸Desayuno: café, zumo de albaricoque, tortilla de queso de oveja
Huevos, leche desnatada, sal, aceite de oliva, queso de oveja

Bate los huevos con un poco de leche desnatada y una pizca de sal. Viértelos en aceite caliente, esparce por encima queso de oveja desmenuzado y enrolla la tortilla.

▸Almuerzo: lomo de cordero con puré de piña
Tomillo, romero, mejorana, jengibre, salvia, tamari (salsa de soja), lomo de cordero, caldo de miso, piña, mostaza, arruruz, habas, leche desnatada, perejil

Mezcla las hierbas picadas con un poco de tamari y restriega sobre la carne. Dórala en el horno precalentado.

Añade un poco de caldo de miso. Riega la carne de vez en cuando con el jugo. Cuando esté hecha, úntala con una mezcla de puré de piña y mostaza. Liga el jugo del asado con arruruz. Cuece las habas con leche desnatada y tapadas hasta que estén blandas. Sírvelo todo junto y espolvorea con perejil picado.

▸**Merienda:** macedonia de cerezas y manzana con crema de grosella
Cerezas, manzanas, nata agria, mermelada de grosella, zumo de limón

Mezcla las cerezas deshuesadas con trocitos de manzana. Bate la nata agria con un poco de mermelada de grosella y un chorrito de zumo de limón. Vierte la crema por encima de la fruta.

▸**Cena:** arroz salvaje con apio y cacahuetes
Apio, cacahuetes, aceite de cacahuete, arroz salvaje, hierbas frescas (perejil, berro o perifollo)

Rehoga en aceite de cacahuete el apio cortado en trocitos y los cacahuetes. Mezcla el arroz ya cocido con las hierbas y deja cocer tapado.

··· Segundo día

▸**Desayuno:** infusión de hierba de san Juan, zumo de pomelo, arroz con leche y cerezas
Arroz, leche desnatada, sal, azúcar, vainilla en polvo, cerezas, virutas de almendra

Cuece en agua el arroz hasta que esté *al dente.* Escúrrelo. Deja cocer en leche desnatada hirviendo. Condimenta con una pizca de sal, azúcar y vainilla en polvo. Sirve con cerezas calientes y virutas de almendra.

▸**Almuerzo:** estofado de pescado con bróculi

Caballa, carpa, gallineta nórdica, sal, pimentón, zumo de limón, hierbas frescas (perejil, eneldo, perifollo), cebolla, ajo, aceite de oliva, tomates, bróculi

Corta en dados los filetes de pescado, salpimenta y deja macerar en zumo de limón. Rehoga en aceite de oliva las hierbas picadas finas, trocitos de cebolla y ajo picado. Añade el tomate triturado y los trozos de pescado. Deja cocer tapado. Sirve con bróculi cocido.

▸**Merienda:** mozzarella con tomate

Mozzarella, tomates, sal, albahaca, aceite de oliva

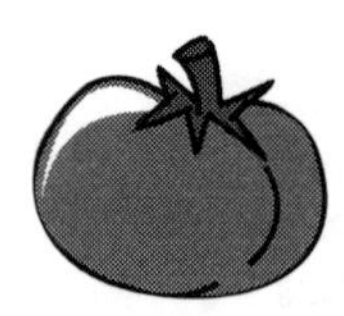

Pon en un plato rodajas de tomate y lonchas de mozzarella formando abanico. Espolvorea con una pizca de sal. Distribuye por encima hojas de albahaca bien picadas y aliña con un poco de aceite de oliva.

▸**Cena:** ensalada de lentejas con brotes tiernos de alfalfa

Lentejas, caldo de miso, cebolla, ajo, vino tinto, azúcar, brotes tiernos de alfalfa

Mezcla en el caldo de miso las lentejas ya cocidas con trocitos de cebolla, ajo, el jugo de las lentejas, un chorrito de vino tinto y una pizca de azúcar, y deja cocer. Adorna con brotes tiernos de alfalfa.

··· Tercer día

Desayuno: café, zumo de zanahoria, pan de soja con mermelada

Pan de soja, queso blanco, mermelada de uva crespa, cacahuetes

Unta el pan con el queso y adorna con una cucharada de mermelada de uva crespa y cacahuetes.

Almuerzo: ragú de conejo con judías verdes

Conejo, aceite de oliva, romero verde, laurel, tamari, vino blanco, tomates, zanahorias, puerro, caldo de miso, nata agria (o cuajada de soja), perejil, judías verdes, cebolla, tomillo

El tamari es prácticamente un condimento universal hecho de agua, sal marina y soja

Fríe en aceite el conejo cortado en trozos pequeños, agrega las hierbas picadas, condimenta con tamari y vierte encima un poco de vino blanco. Añade trocitos de tomate pelado, rodajas de zanahoria y trocitos de puerro. Cubre con caldo de miso. Cuécelo todo en el horno precalentado. Lígalo con la nata agria y adorna con perejil. Rehoga las judías, la cebolla y el tomillo en un poco de aceite de oliva.

Merienda: peras con crema de chocolate

Chocolate, canela, helado de yogur, peras, láminas de almendra

En un pote, disuelve el chocolate con un poco de agua caliente y canela. Mézclalo caliente con el helado de yogur y remueve hasta obtener una crema. Viértela sobre las peras peladas y cortadas por la mitad. Adorna con láminas de almendra.

Cena: berenjenas gratinadas
Berenjenas, sal, harina de avena, aceite de oliva, emmental, tomates, piñones

Pela las berenjenas y córtalas en rodajas, sálalas ligeramente. Pásalas por la harina y fríelas por los dos lados en aceite de oliva. Coloca las rodajas en una fuente de horno. Mezcla bien el emmental rallado con los tomates triturados y un chorrito de aceite. Cubre las berenjenas con esta masa y gratínalas al horno. Esparce piñones por encima.

··· Cuarto día

Desayuno: té verde, limonada, muesli de copos con piña y con higos
Copos de cereales (mijo, avena, amaranto o cualquier otro), piña, higos frescos o secos, yogur, jarabe de arce, nueces picadas

Mezcla los copos de cereales con trocitos de fruta y yogur, adereza con jarabe de arce y esparce las nueces por encima.

> ***El amaranto es un tipo de cereal originario de Centroamérica. Contiene más albúmina de gran valor biológico que el trigo***

Almuerzo: fiambre de pavo con crema a las finas hierbas
Tofu (queso/cuajada de soja), harina integral, aceite de oliva, chalotes, ajo, tomate, caldo de miso, crema de leche agria, perejil, cebollino, tamari (salsa de soja), fiambre de pavo

Corta en dados el tofu escurrido, espolvoréalo con un poco de harina y fríelo en aceite de oliva. Añade los chalotes picados y el ajo machacado. Vierte encima el tomate triturado y un poco de caldo de miso y deja cocer a fuego lento. Adereza con crema de leche agria, hierbas frescas y tamari. Sirve la crema con el fiambre de pavo.

Merienda: gofres de arroz con compota de cerezas
Cerezas, vino tinto, azúcar, canela en rama, clavo, gofres de arroz

Cuece las cerezas deshuesadas en agua con un chorrito de vino tinto, azúcar, canela en rama y clavo. Deja enfriar. Sirve con gofres de arroz.

Cena: sopa de caracoles con tostada de queso
Cebolla, zanahoria, aceite de oliva, caracoles de viña (congelados), caldo de miso, harina integral, yogur, ajo, perejil, tostada, emmental

Corta la cebolla y la zanahoria en dados y sofríelos en aceite. Añade los caracoles y rehógalos. Vierte un poco de caldo de miso y deja cocer a fuego lento. Espolvorea con harina y cubre de agua. Deja hervir la sopa hasta que la zanahoria esté blanda. Entonces agrega el ajo machacado y el perejil bien picado y remueve. Espolvorea la tostada con emmental rallado y gratínala al horno.

Quinto día

Desayuno: infusión de escaramujo, zumo de papaya, pan de arroz integral con cuajada de almendras
Puré de almendras, tofu (queso/cuajada de soja), pan de arroz integral

Mezcla el puré de almendras con el tofu y extiéndelo sobre el pan.

▸Almuerzo: gallineta con pepino frito a la crema de eneldo
Cebolla, ajo, aceite de oliva, filete de gallineta, sal, limón, pepino, tamari (salsa de soja), crema de leche agria, mostaza, eneldo

Dora trocitos de cebolla y ajo picado en aceite de oliva. Sala un poco los trozos de pescado y añádelos junto a unas rodajas de limón pelado. Cubre con agua y deja cocer tapado. Rehoga los trozos de pepino en aceite de oliva hasta que estén en su punto. Mézclalos con una salsa de tamari, crema de leche agria, mostaza y eneldo muy picado. Sírvelo todo junto.

▸Merienda: crêpe de ciruelas
Huevos, harina integral, sal, leche desnatada, ciruelas, aceite de oliva, azúcar, canela

Bate los huevos con harina, sal, leche y ciruelas (deshuesadas y cortadas en trozos pequeños) hasta que consigas una masa cremosa. Fríela en la sartén con aceite de oliva caliente. Espolvorea con azúcar y canela.

▸Cena: ensalada de coliflor con nueces
Coliflor, caldo de miso, tofu (queso/cuajada de soja), perejil, aceite de linaza, rábanos picantes, zumo de limón, nueces picadas

Cuece en caldo de miso la coliflor troceada hasta que esté *al dente*. Mezcla removiendo el tofu, perejil picado, aceite de linaza, rábanos picantes y zumo de limón. Vierte la salsa sobre la coliflor. Adorna con nueces.

· · · Sexto día

▸**Desayuno:** café, zumo de uva, pan de germen con pepino y queso de cabra

Pan de trigo germinado, pepino, queso de cabra, cebollino

Cubre el pan alternando rodajas de pepino y queso de cabra. Espolvorea con cebollino muy picado.

▸**Almuerzo:** puchero de verduras variadas con escanda

Cebolla, aceite de oliva, puerro, pepino, manzana, escanda, tomates, tamari (salsa de soja), perejil

Dora en aceite de oliva la cebolla cortada en trocitos. Trocea la verdura y la manzana y rehógalas. Añade agua y escanda preparada para cocinar (tienda de dietética). Deja cocer a fuego lento. Añade los tomates cortados en dados y deja cocer unos minutos. Adereza con tamari y adorna con perejil picado grueso.

▸**Merienda:** kéfir con fruta

Kiwis, orejones de albaricoque, kéfir (o cuajada de soja), arroz hinchado

Trocea los kiwis pelados y los orejones remojados. Mézclalos con kéfir (o cuajada de soja) y esparce arroz hinchado por encima.

▸**Cena:** ensalada de piña y atún

Arroz integral, atún (lata), guisantes (congelados), piña, zumo de limón, sal, azúcar, berros

Mezcla el arroz hervido con el atún y los guisantes. Agrega la piña cortada en trozos pequeños. Condimenta con zumo de limón, sal y azúcar. Sirve con berros.

··· Séptimo día

Desayuno: té verde, zumo de perejil, pan de germen de trigo con jalea de ciruelas
Jalea de ciruelas, pan de germen de trigo, piñones

Unta el pan con jalea de ciruelas y esparce piñones por encima.

Almuerzo: bolas de copos de avena con requesón a las finas hierbas
Copos de avena, cebolla, cebollino, algas, huevos, harina de avena, aceite de oliva

Mezcla bien los copos de avena (remojados), trocitos de cebolla, cebollino picado fino, algas y huevos batidos. Forma bolas con la masa, rebózalas en harina y fríelas en aceite caliente. Sirve con requesón a las finas hierbas.

Merienda: cóctel picante de verduras
Zanahoria, pepino, apio, perejil, pomelo, agua mineral, sal

Pica los ingredientes y pásalos por la batidora con agua y sal.

Cena: tofu estofado con olivas verdes
Tofu (queso/cuajada de soja), salsa de soja, huevo, ajo, virutas de almendra, aceite de oliva, olivas verdes

Rocía rodajas de tofu con salsa de soja. Bate el huevo con ajo machacado. Reboza el tofu con el huevo y virutas de almendra. Fríelo en aceite de oliva caliente hasta que esté bien dorado. Sirve con olivas verdes.

··· Bebidas digestivas entre horas

Cócteles de vitaminas de: piña y kiwi; arándanos rojos y uva; pomelo y cerezas; manzana y remolacha roja; zanahoria y boniato; apio, perejil y pepino; col blanca, espinacas y zanahoria; tomate y ajo. También batidos preparados con leche desnatada o de soja, por ejemplo, batido de frambuesa con frambuesas (congeladas), leche y miel.

Para beber cada día: agua natural (agua mineral, agua de manantial) con limón; también para beber en ayunas antes del desayuno.
Está permitido, con moderación, el café, la cerveza, el vino tinto y el vino blanco.

Si compartes mesa con otros

Si a tu mesa se sientan paladares de diferentes grupos sanguíneos, no tienes que preparar un plato especial para cada uno. La dieta de los grupos sanguíneos es tan variada que se puede preparar una comida sabrosa y sana para todos en un santiamén.

El camino más fácil: combina tus deliciosos menús de manera que cada comensal pueda escoger la guarnición que le siente mejor.

Un ejemplo:
Salmón hervido, ensalada verde con fiambre de pavo e higos, pan de trigo germinado, boniato (no para el tipo sanguíneo A), topinambur (no para los tipos sanguíneos A y AB)

Con este menú, todos podrán servirse, sólo que los comensales con el grupo sanguíneo A deberán comer topinambur en lugar de boniato. Las alcachofas tampoco son recomendables para los grupos sanguíneos B y AB.

El camino alternativo: al preparar los platos, varía la proporción de los ingredientes.

Un ejemplo:
Ensalada de piña y peras con apio

Mezcla trozos de piña y pera con tallos de apio troceados y cebolletas. Para los comensales del tipo sanguíneo O, prepara un aliño de tofu; para los tipos sanguíneos B y AB, mezcla la ensalada con yogur.

El mejor camino: al preparar la comida, elige únicamente los ingredientes que se recomiendan expresamente para cada uno de los grupos sanguíneos (es decir, los que están clasificados en la categoría «saludable») y añade, si es necesario, guarniciones de la categoría «neutro».

Algunos ejemplos:
O + A perca de río, colinabo, lechuga romana, pipas de calabaza, zumo de ciruela, infusión de corteza de olmo americano

O + B caza (ciervo/corzo), chirivías, perejil, zumo de piña, infusión de menta piperita
O + AB carnero, boniatos, alubias pintas, curry, higos, zumo de cerezas, infusión de escaramujo
A + B trucha asalmonada, zanahorias, gofres de arroz, arándanos rojos, zumo de piña, infusión de ginseng
A + AB salmón, caracoles de viña, soja, brotes tiernos de alfalfa, pomelo, infusión de manzanilla
B + AB conejo, remolacha roja, berenjenas, uva, zumo de col, infusión de regaliz
O + A + B + AB bacalao, bróculi, pan de trigo germinado, jengibre, ciruelas damascenas, agua mineral

En las páginas 107-111 encontrarás una lista de los alimentos saludables, ordenados de la A a la Z y con especificación de los grupos sanguíneos a los que corresponden, que te facilitará las combinaciones.

El camino más rápido: fíjate sólo en los alimentos que deberían evitar todos tus «comensales» y combínalos con los demás alimentos según te apetezca. No obstante, este método de exclusión no es ideal como solución permanente, porque podría darse el caso de que incluyera muchos alimentos neutros y poco saludables.
Averigua por tu cuenta cómo componer mejor tus menús siguiendo la dieta de los grupos sanguíneos. En poco tiempo habrás adquirido una gran práctica.
No obstante, deberías tener siempre en cuenta una cosa para habituarte a la dieta de los grupos sanguíneos: consume porciones más pequeñas y más a menudo de la comida recomendada, de este modo, a tu sangre llegará regularmente la máxima cantidad posible de nutrientes valiosos.

ÍNDICE